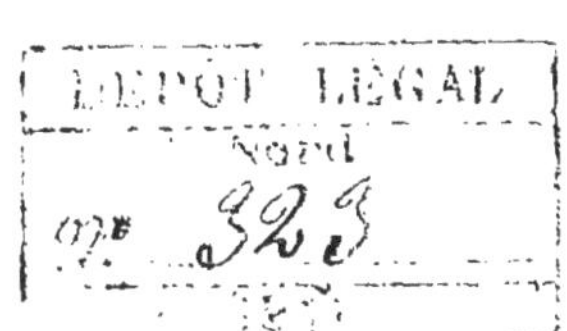

DES

NÉPHRITES IMPÉTIGINEUSES

PAR

Le Docteur Marcel POLLET

Pharmacien de Première Classe

LILLE
LE BIGOT FRÈRES, IMPRIMEURS-ÉDITEURS
25, Rue Nicolas-Leblanc, 25

1911

DES

NÉPHRITES IMPÉTIGINEUSES

PAR

Le Docteur Marcel POLLET

Pharmacien de Première Classe

LILLE

LE BIGOT FRÈRES, IMPRIMEURS-ÉDITEURS

25, Rue Nicolas-Leblanc, 25

1911

A LA MÉMOIRE DE MON PÈRE

A MA MÈRE

Je dédie cette thèse, faible témoignage de ma profonde gratitude.

A MA FEMME ET A SA MÈRE

A MON FILS

A MES FRÈRES ET SŒURS

A TOUS MES PARENTS ET AMIS

C'est pour nous une satisfaction, en même temps qu'un devoir, d'inscrire en tête de cet ouvrage le nom de notre Maître et Président de Thèse,

Monsieur le docteur G. CARRIÈRE,

Professeur de Thérapeutique à la Faculté de Médecine,
Officier de l'Instruction Publique.

Qu'il nous permette de lui exprimer nos sentiments de gratitude pour l'enseignement si plein de clartés, si savant, et si pratique, que nous avons reçu de lui.

C'est une bonne fortune bien rare de rencontrer chez un Maître éminent, une direction qui inspire la plus entière confiance, et une bienveillance qui fait qu'on s'attache à l'homme en même temps qu'on respecte le savant : Cette bonne fortune, nous l'avons eue. Que Monsieur le Professeur CARRIÈRE *trouve ici l'expression de notre respectueux attachement, en même temps que de notre vive reconnaissance pour les encouragements de toutes sortes que nous avons reçus de lui.*

Nos remerciements iront enfin à tous nos Maîtres, qui nous ont prodigué leur enseignement pendant ces quatre années d'études, et en particulier à MM. les Professeurs LEMOINE, SURMONT, CARLIER *et* CHARMEIL, *dont nous avons toujours suivi les Cliniques et l'enseignement avec intérêt et grand profit.*

INTRODUCTION

Depuis longtemps on avait noté au cours de certaines dermatoses (Eczéma, Eczéma impétigineux, Impétigo, etc.) l'apparition d'affections internes intéressant tel organe ou tel autre. Mais le fait avait été simplement signalé, sans qu'on l'ait attribué à l'affection cutanée.

Ce furent les travaux de SALVIOLI, SIRUGUES, BOYER, R. SAINT-PHILIPPE, HUTINEL, AUGAGNEUR, HULOT, WYSS, SAURAIN, etc., qui posèrent cette question en émettant l'hypothèse que ces affections internes n'étaient pas dues au hasard, mais qu'elles étaient bien une complication de l'affection cutanée.

Aux observations que ces auteurs avaient apportées à l'appui de leur hypothèse, sont venues s'en joindre d'autres, aujourd'hui assez nombreuses.

En 1897, SAURAIN, dans sa Thèse, a réuni ces complications et les a toutes passées en revue. Il a montré que l'affection cutanée pouvait atteindre l'organisme entier, soit par la voie lymphatique, soit par la voie sanguine, sous forme de toxhémie ou de septicémie. De même, que se localisant à certains organes, elle pouvait occasionner des stomatites, rhinites, kératites, blépharites, ou retentir sur l'appareil broncho-pulmonaire, cérébro-spinal, rénal. Tantôt, enfin, sur le système osseux, dans la première enfance.

Parmi ces complications, il en est qui présentent un intérêt particulier : ce sont celles qui se localisent sur le rein.

Ces affections intéressent le praticien, autant par les phénomènes physiques qu'elles suscitent, que par leur retentissement sur l'économie, et méritent l'attention surtout au point de vue de leur évolution ultérieure et de leur pronostic. Elles sont, en outre, plus fréquentes que l'on ne pourrait le croire, et leur littérature est maintenant assez riche.

Sur les conseils de notre Maître, M. le Professeur Carrière, qui nous a obligeamment communiqué quelques observations recueillies par lui au cours de ces dernières années, nous nous sommes proposé d'étudier les complications rénales qui peuvent se produire au cours de l'Impétigo vrai des enfants, et de faire de cette étude le sujet de notre thèse.

PLAN

CHAPITRE PREMIER

DÉFINITION

Ce qu'est l'Impétigo

C'est en 1869 que TILBURY FOX, de Londres, décrivit, sous le nom d'Impétigo Contagiosa, une entité morbide, qui, bien que très fréquente dans les premières années de la vie, avait été méconnue jusqu'à lui, ou plutôt était restée confondue parmi les nombreuses affections cutanées de l'enfance.

Ce mot « Impétigo », tout d'abord créé pour désigner des éruptions survenant par poussées *(ab impetu)*, avait été, depuis WILLAN et BATEMAN, appliqué à ces dermatoses vésico-pustuleuses superficielles connues par les anciens sous le nom de « Croûtes de lait », de « Gourme de l'enfance ».

Et aujourd'hui encore, nombre d'auteurs englobent sous cette dénomination toutes les pyodermites superficielles, d'origine exogène. UNNA distingue un Impétigo staphylogène et un Impétigo streptogène.

En France, on sépare l'Impétigo vrai ou streptococcique de l'Impétigo staphylococcique ou Impétigo de Bockhart, dont l'élément est une pustulette presque toujours péripilaire, toujours purulente d'emblée.

Bien différent est l'Impétigo vrai, dont nous empruntons à Brocq la description suivante :

« C'est une dermatose *sui generis*, caractérisée » par la formation de bulles de volume variable, » superficielles, inoculables et auto-inoculables, remplies d'un liquide transparent ; qui s'ouvrent » rapidement et dont le contenu a tendance marquée » à se concréter en croûtes jaunâtres, flavescentes, » mélitagreuses, presque pathognomoniques, et se » terminant en peu de jours par guérison complète, » sans cicatrices consécutives ».

Cette dermatose a été longtemps considérée comme due au staphylocoque. Mais les travaux de Crocker, Leroux, Balzer et Griffon, Marie Davy, etc... ont démontré que le streptocoque est le véritable agent de l'Impétigo. Et que la présence du staphylocoque, constante à une période plus avancée de la lésion, est secondaire.

Le streptocoque que nous retrouvons comme agent causal de l'érysipèle, se manifeste dans l'Impétigo par des réactions beaucoup moins accusées, et quelle que soit l'étendue des lésions impétigineuses, elles ne laissent pas de cicatrices.

La forme érisypélatoïde de l'Impétigo établit

d'ailleurs le passage entre cette dermatose et l'érysipèle bénin.

Doit-on attribuer cette différence d'action d'un même agent pathogène à sa localisation plus ou moins profonde, dans les divers étages de la peau, ou à une virulence moindre de l'espèce ? Les deux hypothèses sont plausibles, et la différence dans la virulence expliquerait, dans une certaine mesure, la présence de complications dans certains cas, et leur absence dans d'autres, la question du terrain étant réservée.

La Néphrite dans l'Impétigo

Dans le cours de cet Impétigo, il a été donné d'observer des néphrites, se traduisant parfois par une simple albuminurie, d'autres fois par des phénomènes beaucoup plus sérieux.

En effet, ces néphrites qui dans l'eczéma des nourrissons et des enfants (1) prennent souvent une tournure particulièrement grave, peuvent également quelquefois présenter une certaine gravité dans l'Impétigo (2).

Mais dans ces néphrites impétigineuses, contrairement à ce qu'on remarque dans l'eczéma, l'étendue des lésions n'est nullement en rapport avec la gravité de la néphrite. Et l'on a pu voir un Impétigo de peu d'étendue, mais virulent, causer une néphrite sérieuse. Cette

(1) MAILLE. Thèse, Paris, 1907. Mort subite au cours de l'eczéma chez l'enfant.

(2) BIENAIMÉ-DEWOJNO. Thèse, Paris, 1907. Mort subite au cours de l'impétigo chez l'enfant.

considération n'influant en rien sur le pronostic, car, comme l'ont dit GUINON et PATER : en Pathologie infantile, l'avenir de la néphrite est sans rapport avec la gravité du début, et l'on voit guérir des néphrites hématuriques dont le début a été vraiment inquiétant.

La symptomatologie de ces complications rénales est relativement simple, et dans les divers cas que nous citerons, c'est presque toujours un signe physique qui attire l'attention du médecin ou des parents. Un enfant atteint depuis un certain temps de lésions impétigineuses présente de la bouffissure de la face, un œdème des membres. L'examen ne révèle rien d'anormal, le plus souvent, aucun organe n'est atteint sauf quelquefois le cœur, et toujours le rein. Les urines rares renferment de l'albumine et l'examen microscopique y révèle la présence de cylindres hyalins et granuleux, quelquefois des hématies.

Mais du fait que dans l'Impétigo on note l'existence d'albumine, s'ensuit-il que cette albuminurie soit sous la dépendance de l'Impétigo ? et avons-nous le droit, dans ces conditions, d'affirmer qu'il s'agit d'une néphrite impétigineuse ? Ne peut-il s'agir d'une simple coïncidence, ou même l'Impétigo n'est-il pas la manifestation d'une néphrite préexistante ?

Preuves et arguments établissant l'existence de la Néphrite impétigineuse

Nous affirmerons l'existence d'une néphrite impétigineuse, en nous fondant sur les caractères suivants :

1° *L'intégrité des urines avant l'Impétigo;*

2° *L'amélioration et la guérison possible de la néphrite quand l'Impétigo guérit;*

3° *La présence de l'agent pathogène dans les urines et dans le sang;*

4° *La réapparition de l'albumine coïncidant avec une réapparition de l'Impétigo;*

5° *Argument tiré de l'épidémicité.*

Critique des objections

Mais à ces divers arguments, que nous énumérons, pour établir la certitude de l'existence d'une néphrite impétigineuse, on pourrait apporter quelques objections qui sont les suivantes :

A) *Argument tiré de la coïncidence. — On pourrait par exemple nous dire que cette néphrite est une simple coïncidence* : Cette coïncidence serait au moins curieuse et le nombre des observations publiées jusqu'à ce jour porterait sa répétition à une fréquence beaucoup trop importante pour qu'on puisse y croire. Signalons ici les grandes analogies de la néphrite impétigineuse avec la néphrite scarlatineuse universellement admise.

B) *Argument tiré de l'action de certains médicaments sur le rein.* — On pourrait nous dire aussi que dans certains cas, l'Impétigo s'est compliqué de néphrite parce qu'il a été traité à l'aide de certains médicaments.

Tout le monde sait que la peau, et surtout la peau lésée dans son intégrité, absorbe d'une façon rapide et intensive les médicaments que l'on y étale. La néphrite cantharidienne n'est pas une rareté. — Or, les cas d'Impétigo dans lesquels on a observé la néphrite, n'ont-ils pas précisément été traités par des médicaments capables de toucher le rein ?

Cet argument a sa valeur. Mais dans les observations que nous reproduisons plus loin, cette cause d'erreur a été soigneusement écartée.

C) *Argument tiré de la suppression possible du fonctionnement de la peau.* — On sait le rôle que joue la peau dans l'organisme, tant au point de vue calorique qu'au point de vue émonctoire. On connaît les néphrites des brûlés. On sait que l'on a invoqué la suppression des fonctions de la peau dans les néphrites « a frigore ». — N'est-il pas logique, dès lors, de songer que la néphrite impétigineuse pourrait être due elle aussi à cette suppression des fonctions de la peau ?

Nous répondrons que pour qu'elles aient un retentissement sur le rein, il faut que les lésions de la peau aient une grande étendue. Mais ce mécanisme ne peut s'appliquer à la plupart de nos cas, dans lesquels la dermatose n'occupe guère que la tête, quelquefois même le crâne seul, ou une faible partie de la face.

D) *Argument tiré de la coïncidence d'une autre affection* (angine, coryza muco-purulent, etc.). — Argument de valeur dans certaines observations où il y a des cas connexes de maladies et où le diagnostic est douteux. Mais cet argument ne tient pas dans les cas où ces constatations manquent; et, de plus, ces affections ne seraient-elles pas sous la dépendance d'une complication de l'Impétigo ? (angine, stomatite, rhino-pharyngite) (observation VIII).

E) *Argument tiré du défaut de fonctionnement de certains organes* (foie, tube, digestif). Nous y répondrons par le grand nombre d'observations où les organes étaient normaux.

F) *Argument tiré d'une susceptibilité rénale antérieure.* — Nous y opposerons les nombreuses observations de complications rénales d'Impétigo, chez des sujets à passé pathologique vierge.

CHAPITRE II

HISTORIQUE ET OBSERVATIONS

1° HISTORIQUE

Le sujet qui nous occupe ne semble pas avoir attiré l'attention des anciens cliniciens pas plus que des anciens dermatologues. On n'en trouve de traces ni dans les ouvrages de WALLEIX, de BOUCHUT, de TROUSSEAU, de HÉBRA, de KAPOSI, de FOURNIER (thèse sur l'urémie), de CORNIL (thèse sur les néphrites), de RAYER.

(1879) Il ne faut pas remonter plus haut qu'une trentaine d'années pour retrouver, dans les *Archives de Wirchow* (1879) l'observation de SALVIOLI sur un cas de « glomerula nefrite consecutiva ad eczema impetigin », cas suivi de mort et de l'autopsie duquel nous donnons plus loin la relation.

(1881) Puis vient en 1881 la thèse de SIRUGUES sur « l'Impétigo de la tête et ses complications », qui publie plusieurs observations prises dans le service de TRIBOULET.

(1883) C'est BOYER, élève de HORAND, qui en 1883, dans sa thèse sur « les albuminuries liées aux irritations cutanées », nous signale quelques complications rénales d'Impétigo, parmi de nombreuses complications du même organe causées par des lésions scabieuses ou pédiculaires. — Cet auteur, qui avait d'ailleurs surtout en vue les lésions irritatives parasitaires, conclue à des troubles de la circulation rénale, causés par un réflexe dermo-rénal, dû à une neuro-paralysie. Ces troubles de circulation produisant à leur tour l'albuminurie.

(1885) En 1885, AUGAGNEUR envisage la question sous la forme de lésions suppuratives de la peau et pose l'hypothèse de l'origine infectieuse des néphrites observées.

(1890) MÜLLER (1), dans le *Jahrbruch für Kinderh.* de 1890, signale un cas de néphrite au cours d'un Impétigo contagiosa.

(1891-92) Puis, en 1891-92, GUAITA, CONCETTI, RIGOLI, CANALI, FÉLICI, dans les *Archivio Italiano di Pediatria*, publient des cas de néphrite survenus au cours de l'eczéma et FELICI rapporte l'histoire de deux enfants, frère et sœur, porteurs d'eczéma impétigineux ancien et négligé, envahissant la tête et le cou, suivis d'accidents graves, d'œdème, de dyspnée,

(1) Qu'il nous soit permis ici de remercier notre cousin, M. Léon POLLET, étudiant à l'École de Médecine de Paris, qui nous a procuré cet article, cette année du *Jarhb. f. Kind.* manquant à la bibliothèque Universitaire de Lille.

bronchite, accidents pour lesquels il fut appelé. Le garçon guérit. La fillette, âgée de 12 ans, succomba, et l'autopsie donna des lésions de néphrite parenchimateuse.

En 1892, R. SAINT-PHILIPPE, dans un article publié dans les *Archives Cliniques de Bordeaux*, sur les portes d'entrée de l'infection chez l'enfant, dit avoir vu plusieurs fois l'Impétigo se compliquer de néphrite. C'est lui qui, le premier, émet l'hypothèse que soutiendront plus tard HUTINEL, MARFAN, D'ASTROS, que l'Impétigo ne sert que de porte d'entrée à l'infection, mais n'agit pas pour son propre compte.

(1893) CÉLONI, en 1893, publie dans les *Arch. Ital. di Pediatria* un cas de néphrite parenchimateuse aiguë, suivi de mort, qu'il a observé dans le cours d'un Impétigo (1).

BEZY, la même année, dans le *Midi Médical*, cite des cas de néphrite impétigineuse dans son article sur l'Impétigo.

(1894) En 1894, l'étude de MARFAN sur l'eczéma des nourrissons.

(1895) ROUSSEL, en 1895 *(Loire Médicale)*, cite le cas d'une jeune fille qui a présenté une crise aiguë d'albuminurie au cours d'un Impétigo.

La même année, le cas publié par FEULARD dans les *Annales de Syphiligraphie et de Dermatologie*, relatif à une pyodermite impétigineuse de la face, compliquée de stomatite, adénophlegmon du cou et d'albuminurie.

(1) Nous n'avons pu nous procurer cet article, l'année 1893 des *Arch. ital. di Pediatria* manquant à Lille et à Paris.

(1897) SAURAIN, dans sa thèse (Paris 1897) « Sur les complications internes de quelques dermatoses », cite WYSS et attire l'attention sur les complications rénales qui ont été observées au cours de l'Impétigo.

(1902) Puis FILIA, en 1902, dans la *Polyclin. Roma*, publie un article intitulé : « Contributo alla studio delle nefriti post-impetiginose, dell'infanzia », article que nous n'avons pu nous procurer.

(1903) En 1903, FONTANIÉ (thèse Paris) « Sur les hématuries rénales dans la néphrite chez les enfants », cite un cas d'Impétigo suivi de néphrite hémorragique qu'il a observé dans le service de M. GUINON.

La même année, BARTHÉLÉMY et DUPEYRAC (thèse Paris) démontrent le rôle du staphylocoque dans les lésions rénales.

(1905) D'ASTROS, en 1905, publie un article très intéressant sur les infections cutanées des nourrissons.

LESNÉ observe un nourrisson de six mois atteint de dermatose impétiginisée, à l'autopsie duquel il trouva des lésions de néphrite.

Puis CAZAL observe un cas de néphrite aiguë consécutif à des lésions impétigineuses *(Archives de Médecine des Enfants)*.

(1906) BOUILLOCHE et GRENET (*Gazette des Hôpitaux*, juin 1906) citent un cas à étiologie impétigineuse peu nette.

HUDELOT (thèse Paris) parle incidemment des complications rénales de l'Impétigo.

Nous arrivons maintenant à l'important travail de

GUINON et PATER « Sur les complications rénales, au cours de l'Impétigo et de l'eczéma impétigineux » (*Bulletin de la Société de Pédiatrie*, 1906).

(1907). BROCQ, dans son traité élémentaire de dermatologie pratique (t. I), signale les complications rénales de l'Impétigo.

AUCHÉ, dans le *Journal de Médecine* de Bordeaux, publie un article intitulé « Albuminurie au cours de l'Impétigo et de l'eczéma impétigineux des enfants.

VILLATTE (Thèse Bordeaux, 1907) « Contribution à l'étude des complications rénales dans l'Impetigo ». Travail inspiré par AUCHÉ.

Mme BIENAIMÉ - DEWOJNO (Thèse Paris, 1907) « Mort subite au cours de l'Impétigo chez les nourrissons ».

(1908) GUIARD. Thèse publiée sur les conseils du Pr HUTINEL : « La néphrite dans l'Impétigo chez l'enfant ».

HUTINEL, dans le *Journal des Praticiens*, commente une observation de la thèse de GUIARD.

(1909) MALHERBE, dans la *Gazette Médicale* de Nantes, 1909, cite un cas d'Impétigo avec albuminurie grave.

Enfin, l'article de DUVERNAY, paru dans le *Lyon Médical* d'avril 1909, contenant trois observations intéressantes.

CONCLUSION. — Telle est l'énumération des différents travaux publiés sur la question qui nous occupe. Elle nous prouve qu'au fur et à mesure que l'attention des auteurs a été attirée sur ces faits, les observations se sont multipliées et qu'à l'heure actuelle, la néphrite impétigineuse doit être considérée comme loin d'être une rareté.

2° OBSERVATIONS

Observation I (Thèse, Sirugues, Paris, 1881)

Impétigo du cuir chevelu. — Albuminurie

Will..., 9 ans 1/2, entre le 17 septembre 1879, Salle Ste-Marguerite, lit n° 22 (Service Triboulet). Enfant née à Paris, père parisien, mère de province; a été élevée au sein d'une nourrice jusqu'à huit mois. Trois frères sont vivants sur quatre, un est mort de convulsions. Le sevrage et la dentition de Will... ont été des plus faciles. Cette enfant n'a fait aucune maladie de la première enfance. Elle n'a jamais eu, ni coqueluche, ni rougeole, mais tous les ans et à peu près à la même époque, elle a de la gourme.

Quelque temps avant son entrée, elle a été atteinte d'impétigo du cuir chevelu, dont elle présente encore les manifestations évidentes. Du côté du tube digestif, rien de bien particulier à noter, si ce n'est que la langue est blanche, et qu'il y a une légère dyspepsie, un peu de flatulence; les selles sont normales et régulières; toutefois l'assimilation se fait mal, car l'enfant est amaigrie et pâle.

De prime abord, on pourrait croire à une affection du cœur, car avec la bouffissure que l'enfant présente, et sur le compte de laquelle nous reviendrons tout à l'heure, nous observons des palpitations; mais l'examen attentif du cœur ne révèle aucun trouble de ce côté; il n'y a ni souffle, ni hypertrophie.

L'auscultation des vaisseaux du cou ne fait pas entendre de bruit de diable.

Ce qui frappe d'abord l'attention, c'est une bouffissure générale, une anasarque assez intense, mais qui paraît respecter un peu le tronc et les membres supérieurs; les cuisses et les jambes sont très enflées, et le doigt enfoncé dans le tissu cellulaire, laisse une empreinte très marquée. Le développement de cet œdème ne s'est pas fait comme il a lieu d'ordinaire dans le mal de BRIGHT : car ici ce sont les pieds et les jambes qui ont commencé à enfler, et ce n'est que consécutivement et en dernier lieu que la figure a été envahie.

Le ventre est gros, et cette jeune fille a un léger exomphale; mais il y a peu de liquide dans le péritoine, si même il y en a.

Le foie n'est point augmenté de volume, et il n'y a nulle douleur à la pression. Le nez est un peu enchifrené, il y a un peu de coryza.

Si l'on vient à enfoncer la main pour essayer de comprimer les reins, on ne provoque aucune douleur, et néanmoins les organes de la sécrétion urinaire sont lésés, car l'urine examinée par la chaleur d'abord, et ensuite par la chaleur et AzO^3H, nous révèle l'existence d'une quantité considérable d'albumine, qui n'a pas du reste été dosée, mais le dépôt caillebotté en indique une grande quantité.

Le système pulmonaire est sain.

On donne à cette enfant, le lendemain de son entrée, un vomitif (émétique), qui est renouvelé deux jours après. Sous l'influence de cette méthode thérapeutique, l'anasarque disparaît assez rapidement, car sept jours après son entrée, il n'y a plus de traces; l'impétigo a, du reste, disparu aussi, et les ganglions cervicaux qui s'étaient développés par propagation de l'infection du cuir chevelu, s'atrophient rapidement.

La malade irait tout à fait bien s'il ne restait une quantité considérable d'albumine.

C'est alors que M. Triboulet fait passer dans son service de Chroniques la malade en question, qui en sort complètement guérie deux mois après, sans trace d'albumine dans les urines.

Observation II (Thèse de Sirugues, Paris, 1881)

Impétigo du cuir chevelu. — Albuminurie. — Gastrite.

Baujel..., Louise, 12 ans, entre le 16 janvier 1880, salle Sainte-Marguerite, nº 23, service Triboulet.

Cette enfant est née à Paris; ses père et mère sont de province; elle a trois frères ou sœurs vivants. On n'a aucun renseignement sur leurs premières années, tout ce dont les parents croient pouvoir se rappeler, c'est qu'elle a eu, très jeune, la rougeole et la coqueluche, et qu'elle est sujette à la gourme; elle en présente actuellement des traces qui ont débuté avant l'affection pour laquelle elle entre.

Vers le 1er janvier ses jambes se sont enflées sans causes connues (le froid invoqué par les parents ?); elle a depuis huit jours des vomissements qui vont jusqu'à l'hématémèse. Le lait a été parfaitement bien supporté; les vomissements ont lieu de suite après les repas.

Nous constatons que le ventre est souple et indolent. Douleur vive à la pression des hypocondres. Le foie et la rate ne débordent pas. Rien n'indique une affection organique du ventre. Pas de selles depuis sept jours. Bouche amère, langue chargée et grisâtre.

Cent douze pulsations. Cœur bat très énergiquement.

Pas de bruits de souffle. Pas de vaisseaux tendus au cou. Bouffissure de la face avec pâleur mate du teint; ganglions au cou encore assez nombreux. Pas d'enflure aux jambes. L'urine est citrine, transparente.

La douleur à la pression des nerfs de la face lombaire est assez accentuée surtout à droite (points douloureux postérieurs de VALLEIX). Il n'y a rien du côté des voies respiratoires.

L'urine examinée par la chaleur et AzO^3H, et par les deux combinés, est fortement troublée, et l'acide azotique en plus grande abondance ne redissout pas le précipité.

Le 18, la malade a eu des vomissements de matières porracées, verdâtres, abondantes. Les vomissements ont commencé hier soir à 6 heures et ont duré jusqu'à 9 heures. L'hypocondre et le flanc droit sont très douloureux à la pression. Quatre selles par lavement.

Le 20. Elle a vomi hier toute la journée. Elle accuse encore au flanc droit et à l'hypocondre gauche une certaine sensibilité. On ne trouve plus d'albumine dans les urines.

Traitement : émétique, 0 gr. 05.

Le 22. Les vomissements ont cessé, il y a maintenant une légère constipation; les points douloureux sont moins accusés.

Le 23. Apyrexie complète; l'absence de vomissements se continue; ce matin, elle a pris une limonade magnésienne. Le ventre est toujours douloureux à gauche, elle accuse une douleur à la région lombaire.

Traitement : un bain.

Le 25. Plus d'albumine.

La malade est sortie dans les premiers jours de février complètement guérie de son impétigo, et de son anasarque avec albuminurie et gastrite.

OBSERVATION III (BOYER, Thèse, Lyon, 1883)

Somer..., Antoinette, 7 ans. Entrée le 4 juillet 1874 à l'Antiquaille (service de HORAND). Atteinte d'une adénite cervicale suppurée, cicatrisée, à droite. Sujette à l'impétigo du cuir chevelu. Pas d'autre manifestation scrofuleuse. Ignore le début de son affection.

Etat actuel : Le cuir chevelu dégage une odeur fade, rance. Les cheveux coupés courts permettent d'apercevoir le cuir chevelu en grande partie recouvert de croûtes blanc-jaunâtre, plus épaisses en avant qu'en arrière. Ces croûtes forment en certains endroits de petits amas épais, de couleur jaune plus accentuée, d'aspect mellicérique. La surface est granuleuse. Les cheveux sont englobés par les croûtes, ou émergent simplement. Dans les rares endroits où n'existent pas de croûtes, le cuir chevelu est furfuracé, un peu rouge. Un peu à gauche de la région syncipitale, un petit abcès recouvert d'une croûte. Les cheveux sont en nombre normal, sains, s'arrachant difficilement.

Diagnostic : Impétigo du cuir chevelu. Le 14 juillet, on constate de l'albumine.

Traitement : Potions avec $F^2 Cl^6$. On fait couper les cheveux. Cataplasmes de farine de lin sur la tête. Pommade au sulfate de cuivre.

23 juillet. Plus d'albuminurie.

28 juillet. Sort guérie.

BOYER ajoute : « Ici, nous trouvons quelques traces de scrofule, mais les manifestations de la diathèse semblent s'être épuisées dans la première enfance. L'albuminurie a eu une marche parallèle à celle de l'Impétigo. »

Observation IV (Boyer, Thèse, Paris, 1883)

Reynaud, Marie, 8 ans, entre le 26 décembre 1873 à l'Antiquaille (service de Horand), salle Sainte-Croix.

Pas d'antécédents scrofuleux. Bonne santé antérieure. Première affection il y a six mois, constituée par des croûtes granuleuses, plus abondantes dans la région occipitale. Présence de poux et lentes. Odeur rance. Croûtes sur la face interne des pavillons auriculaires. Croûte jaune humide à la commissure labiale gauche.

Les ganglions cervicaux postérieurs sont engorgés.

Pâleur et bouffissure de la face, décoloration des muqueuses; appétit diminué; prurit.

L'albumine est constatée par AzO^5H qui donne un précipité abondant.

Diagnostic : Porté à l'entrée : Impétigo pédiculaire et albuminurie.

Traitement : Potions avec $Fe^2 Cl^6$ et pommade au sulfate de cuivre.

6 janvier : Diminution de l'albumine.

16 janvier : Nouvelle apparition.

20 janvier : Nuage albumineux. — Le 27, pas d'albumine; le 30, de même. — Le 3 février la malade sort guérie.

Observation V (Boyer, Thèse, Lyon, 1883)

Barth..., Thérèse, 13 ans, entrée le 12 mai, salle Sainte-Croix. Père et mère bien portants. Deux frères, l'un de 20 ans, l'autre de 9 ans, une sœur de 17 ans. Tous bien portants, n'ayant jamais eu de croûtes dans les cheveux.

L'enfant a fait un court séjour, il y a cinq ans, dans la salle Sainte-Croix, pour impétigo pédicularis; présente des cicatrices ganglionnaires dans la région sous-maxillaire droite et sus-hyoïdienne remontant à plusieurs années.

Début des accidents actuels, il y a trois semaines, par le contact d'un autre enfant ; depuis huit jours environ les ganglions de la région sterno-mastoïdienne droite étaient déjà indurés. Depuis le sommet de la tête jusqu'à la nuque, nombreuses croûtes d'impétigo, au-dessous desquelles on trouve une surface saignante. Présence de lentes et pediculi. Ganglions sterno-mastoïdiens du côté droit disposés en chapelet, un seul du volume d'une noix du côté gauche. Réglée depuis quatre mois, les règles n'ont pas paru le mois dernier. Bon état général. Les urines contiennent une notable quantité d'albumine, pas d'œdème des malléoles, pas de bouffissure de la face. Rien au cœur. Rien aux poumons.

L'enfant dit n'avoir pas eu mal à la gorge depuis fort longtemps.

14 mai : Albumine dans l'urine en quantité considérable.

17 mai : Même quantité d'albumine, pas d'œdème.

18 mai : Même quantité d'albumine. Le fond de la gorge a un aspect rouge vineux. L'amygdale gauche est volumineuse. On donne aujourd'hui le régime lacté.

22 mai : Toujours de l'albumine.

25 mai : Toujours de l'albumine. Pas d'œdème.

29 mai : Toujours de l'albumine (un litre 1/2 de lait par jour). L'impétigo est à peu près guéri ; il ne reste que quelques croûtes.

1er juin : Guérison complète de l'Impétigo. L'albumine semble diminuer.

11 juin : Battements du cœur très réguliers, pas de bruit de galop. Toujours albumine.

12 juin : demande à sortir. Doit revenir à la consultation. L'engorgement ganglionnaire du cou a presque disparu.

1er juillet : L'enfant est revenu à la consultation dans

le courant de la semaine. Les règles avaient apparu deux jours avant et cessé. Les urines ne contenaient plus d'albumine.

Dans ce cas, ajoute Boyer, on note quelques signes de scrofule, et une angine est survenue. Mais la scrofule a manifestement cessé son action : il s'agit d'une enfant de 13 ans, réglée, qui présente un bon état général. L'engorgement ganglionnaire est symptomatique et a disparu avec sa cause. Les anciennes adénopathies n'ont pu agir que comme terrain prédisposé. Quant à l'angine, elle est survenue après constatation de l'albumine.

Observation VI (Boyer, Thèse, Lyon, 1883)

Pich..., Joséphine, 12 ans. Entre le 13 mai 1883 salle Sainte-Croix. Père bien portant, mère morte à 40 ans de phtisie. Deux frères et une sœur, bien portants, non scrofuleux (5 ans, 8 ans, 9 ans).

Elle a eu de l'Impétigo du cuir chevelu, il y a un an, et fut traitée à la consultation gratuite et guérie en moins de quinze jours.

La malade n'a pas eu de fièvres éruptives; bonne santé antérieure. Début des accidents actuels, il y a un mois par contact. Les cheveux sont agglutinés et recouverts de nombreuses lentes. Le cuir chevelu exhale une odeur fade et désagréable, il est recouvert surtout à la région occipitale de nombreuses croûtes grises, ou rouges noirâtres, reposant sur une surface saignante. Pediculi et Prurit.

Ganglions sous-occipitaux nombreux et assez volumineux, se continuant avec d'autres dans la région carotidienne. Bon état général. A la jambe gauche, petite ulcération irrégulière à base rouge indurée, indolente, s'accompagnant de prurit au moment de l'évolution. Pas de ganglions. Léger nuage d'albumine dans l'urine. Rien au cœur, pas d'œdème des malléoles.

13 mai : Même caractère des urines qui contiennent en outre beaucoup de mucus vaginal. Traitées par l'ammoniaque, elles ne donnent pas la réaction caractéristique; pas de bouffissure de la face.

15 mai : L'albumine existe en quantité notable aujourd'hui. Pas d'œdème. *17 mai* : Même situation.

20 mai : Très peu d'albumine. L'impétigo est presque guéri. Les ganglions sous-occipitaux ont disparu.

28 mai : Plus d'albumine. L'impétigo est guéri à peu près complètement.

1er juin : Plus d'albumine. Plus d'impétigo.

Traitement : Cataplasmes pour faire tomber les croûtes. Pommade au sulfate de cuivre. Pas de traitement de l'albuminurie. La malade sort le 12 juin complètement guérie.

Observation VII (Müller, 1890) (1)

Un cas de néphrite consécutif à un impétigo contagiosa.

Minna K..., âgée de 12 ans, est revaccinée le 28 août. Les pustules apparaissent très grosses; la suppuration dura longtemps et les glandes lymphatiques de l'aisselle s'enflèrent fortement. La suppuration continuait, lorsque la malade, le 20 septembre, commença à se plaindre de douleurs dans le pied où se formèrent de petites vésicules.

Le 27 septembre commencèrent à se former aux pieds de grosses vésicules de pus qui s'agrandirent et formèrent des croûtes.

Le 29 septembre : Violent saignement de nez.

(1) Muller. Ein fall von nefritis, bei impetigo contagiosa. *Jahrb. f. Kinderh. Leipz.*, 1890, n. F. XXXI, 64-66.

Le 1er octobre : ce saignement devient profus, et le médecin est appelé. Le soir du 1er octobre, la malade avait une température de 38° prise dans l'anus.

Le 28 octobre : Enfant pâle, visiblement enflée, corps gonflé et résistant. Œdème de la peau. Aux deux jambes jusqu'au-dessus des genoux un grand nombre de croûtes de la taille d'une pièce de un franc, sous lesquelles la peau ne suppure pas, mais est superficiellement excoriée, au travers de plus petites croûtes et des vésicules. A la partie supérieure des cuisses, éruption petite et rare. Le haut du corps est indemne. Température du soir : 38°8.

Le 3 octobre : Dans l'urine, albumine et cylindres. Depuis hier contre les saignements de nez Ac. Hal. qui furent seulement diminués. Température du soir : 38°1.

Le 4 octobre : La malade est toujours très pâle. L'exanthème est traité par l'huile de foie de morue en compresses. De plus, bains chauds suivis de transpiration. Température du soir : 37°9.

Le 4 octobre : La quantité d'urine pour 24 heures est de 600 cc., trouble brun foncé à transparence d'un rouge verdâtre. Elle renferme (Esbach) 1/2 % d'albumine. Au microscope beaucoup de globules rouges, moins de blancs, quelques cylindres hyalins larges et étroits. Une partie des cylindres provient des cellules rondes ou de l'épithélium, une partie des globules rouges. D'autres encore proviennent des cellules finement granulées ou d'un épithélium granuleux; enfin quelques-uns très rares sont des cylindres de nature cireuse.

Le 5 octobre : Température du soir, 37°8.

Le 6 octobre : Température du soir, 37°5. Urine, 600 cc.

Le 7 octobre : La malade paraît un peu mieux, elle est sûrement désenflée. Le corps est plus mou. Urine, 500 cc., plus claire, mais avec un dépôt sanguinolent. Température, 38°.

Le 8 octobre : Urine, 950 cc., encore très trouble. Le corps est tout à fait mou.

Le 9 octobre : Urine, 850 cc. Température du soir, 38°3.

Le 10 octobre : Urine, 1050 cc. Dépôt encore plus abondant, de couleur rouge-brun. Au pied droit apparaît à nouveau une petite éruption. Température du soir, 37°6.

Le 14 octobre : Urine, 1200 cc., plus claire, jaunâtre, avec un dépôt peu important, nuage rougeâtre. L'éruption d'Impétigo recule toujours à la jambe droite. Urine libre d'albumine.

Le 18 octobre : Urine, 1300 cc., tout à fait jaune clair sans dépôt. A partir de ce moment la malade se remet vite et complètement.

Observation VIII

Feulard (1). — *Pyodermite impétigineuse de la face. — Stomatite consécutive. — Adénophlegmon du cou. — Albuminurie.*

Le 9 février : Enfant de 8 ans atteint depuis quinze jours d'une éruption de gourme de la face. La lèvre supérieure, et le pourtour de la commissure labiale gauche étaient recouvertes de pustules grises et de croûtes jaunâtres à différents degrés d'évolution; quelques éléments isolés étaient situés sur le dos du nez et jusque sur le milieu du front, d'autres avaient envahi le menton; mais le groupe principal siégeait au-dessous de la narine gauche et sur la région correspondante de la lèvre. En même temps il y avait dans la chevelure fort longue quelques éléments suintants et croûteux. En un mot, il s'agissait d'une de ces pyodermites si fréquentes chez les jeunes enfants, et qui sont habituellement rangées sous le nom générique d'impétigo.

(1) *Annales de Dermat. et de Syph.*, Paris, 1895, 3e s., VI, 367-369.

Dans ce cas cependant les éléments éruptifs n'avaient pas cette couleur jaunâtre mélicerique de l'impétigo typique, mais avaient un aspect grisâtre, et les croûtes avaient un aspect noirâtre.

Il n'y avait pas de fièvre; l'état général était bon, malgré que l'enfant ne fût pas sorti depuis une quinzaine de jours. Sur le conseil d'un médecin on avait fait quelques lavages à l'eau boriquée et appliqué une pommade à l'oxyde de zinc. Ce traitement très rationnel et très simple n'avait pas amené de résultat appréciable. Je fis ouvrir les petites pustules isolées, avec une aiguille flambée, laver avec un peu de coton et une solution résorcinée faible, et recouvrir de rondelles d'emplâtre rouge de VIDAL. Pour les placards nasaux et labiaux je fis appliquer une pommade contenant avec de l'oxyde de zinc, de l'acide borique et de l'acétate de plomb. La chevelure fut coupée, et sur le cuir chevelu, je fis appliquer une pommade au baume du Pérou.

Le surlendemain, je revoyais ce bébé, la plupart des pustules isolées étaient guéries, le cuir chevelu était très amélioré, les placards du pourtour de la bouche commençaient à se dessécher.

Deux jours après j'étais redemandé, avant le moment où je devais revoir le petit malade, par la mère très inquiète de phénomènes nouveaux. L'enfant avait été pris de fièvre, le thermomètre marquait 39°, et en même temps, de chaque côté du cou, au-dessous des oreilles, étaient apparues des grosseurs assez volumineuses et semblant fort douloureuses. En effet, les ganglions latéraux du cou apparaissaient très gonflés, l'enfant ne pouvait ouvrir la bouche qu'avec difficulté et criait beaucoup. L'éruption cependant allait de mieux en mieux, et je ne pouvais m'expliquer ce gonflement ganglionnaire, aussi marqué symétrique, et même un peu plus marqué à droite, alors que l'éruption cutanée siégeait surtout à gauche et dans des ganglions ne correspondant pas aux lymphatiques de la lèvre supérieure.

Examinant alors la face interne des lèvres, je constata la présence de quatre à cinq éléments grisâtres diphtéroïdes, très nettement limités à la forme ronde. Je pensai qu'il s'agissait d'une propagation de l'éruption de la lèvre et de la commissure à la muqueuse buccale, et quoique je ne pusse examiner convenablement le fond de la bouche, l'enfant criant et se débattant, je prescrivis des lavages boriqués à faire trois fois par jour. La grand'mère qui s'était chargée de les pratiquer, craignant de faire pleurer l'enfant, n'en fit qu'un, si bien que le surlendemain la situation, au lieu de s'être améliorée, était la suivante : la fièvre oscillait autour de 39°; le gonflement ganglionnaire s'était accru, mais d'un seul côté seulement : à droite, c'est-à-dire du côté opposé à l'éruption cutanée.

La peau était tendue, souple et un adénophlegmon paraissait menaçant; l'enfant dormait mal, ne s'alimentait pas, ne rendait qu'une petite quantité d'urine épaisse, boueuse et foncée en couleur. J'examinai cette urine séance tenante, et y trouvai une grande quantité d'albumine. Je parvins non sans peine à examiner le fond de la bouche, et je trouvai à la face interne de la joue droite, contre l'arcade dentaire, une exulcération allongée, recouverte d'une peau grisâtre, qui mesurait deux centimètres de longueur, et correspondait aux petites molaires inférieures. Le côté gauche était indemne. Il n'y avait rien sur le voile du palais. L'aspect de cette lésion rappelait celui d'une stomatite ulcéro-membraneuse.

En présence de cet état sinon grave, du moins sérieux, le traitement fut institué sévèrement, et cette fois exécuté. La bouche fut lavée au moyen d'un irrigateur par de l'eau boriquée, toutes les heures; les ulcérations touchées au collutoire boraté.

Au bout de quarante-huit heures, la situation s'améliorait, la fièvre diminuait, le thermomètre oscillait entre 37°8 et 38°2; l'enfant prenait un peu de champagne et d'eau d'Evian, et un peu de lait; l'albumine diminuait de quantité, de moitié par l'examen simple avec AzO^3H. Un examen complet fait alors par M. Berlio, montrait qu'elle renfermait encore à cette date (20 février) 0 gr. 28 d'albumine par litre, en même temps quelques cylindres hyalins et épithéliaux, avec d'assez fréquents leucocytes, et cellules épithéliales dont certaines venant des tubes du rein.

L'adénophlegmon fut ouvert le 21, la température redevint normale et la guérison fut complète le 28 février.

Feulard ajoute : « La propagation de l'impétigo à la muqueuse de la bouche n'est pas très fréquente, mais ce qui est exceptionnel, c'est de voir cette stomatite impétigineuse assez violente pour produire un adénophlegmon; et par l'intermédiaire de cette inflammation lymphatique retentir sur tout l'organisme et produire une infection caractérisée par : fièvre, albuminurie, infection intestinale. » Enfin, cet enfant avait gagné son impétigo à sa bonne anglaise, qui avait eu quelques temps auparavant un coryza avec écoulement purulent et des « boutons » aux narines. C'est là un exemple de la transmission familiale de l'impétigo.

Observation IX (Dr Roussel) (1)

La jeune fille que je vous présente était atteinte à son entrée dans mon service (2 décembre 1894) d'Impétigo larvalis confluent, d'anasarque et d'albuminurie. Dans le service où elle était placée, elle soignait un enfant atteint d'Impétigo du visage; il y a eu évidemment contagion.

Vous voyez encore sur son visage les larges macules qui ont succédé à l'éruption, l'anasarque a disparu. L'albumine persiste. L'analyse faite le lendemain de l'admission

(1) Dr Roussel. Médecin de l'Hôtel-Dieu. *Loire médicale*, 1895, p. 42.

par M. Ducher, pharmacien en chef de l'Hôtel-Dieu, donnait : Volume : 3.350 en 24 heures. Urine franchement rosée. Densité : 1.808; urée : 18 gr.; ph : 4,55.

Albumine : 1 gr. 003 par litre; 3 gr. 362 par vingt-quatre heures. L'urine renferme du sang; on le caractérise non seulement chimiquement, mais au microscope. La malade n'avait pas ses règles, et ses organes génitaux sont intacts.

Le 20 décembre : Le sang a disparu, l'albumine persiste. Aujourd'hui, 10 janvier, nous trouvons encore de l'albumine.

Comme explication pathogénique, j'admets pour ma part qu'il s'agit d'une véritable néphrite provoquée par l'introduction dans le sang des microorganismes de l'Impétigo.

Observation X (Fontanié. Thèse, Paris, 1903)

Impétigo et néphrite hémorragique

G..., Louisa, 7 ans.

Antécédents héréditaires : Père bien portant, mère gastralgique. A eu cinq enfants bien portants.

Antécédents personnels : Née à terme, élevée au sein. A 2 ans, a la rougeole. Depuis le 19 août, plaques croûteuses d'impétigo sur tout le cuir chevelu, lésions eczémateuses et parasitaires du tronc. L'enfant entre pour cela dans le service de M. Guinon, le 19 octobre.

On coupe les cheveux, on fait tomber les croûtes qui recouvrent le cuir chevelu par des applications de cataplasmes de fécule de pommes de terre. On met ensuite des compresses d'eau d'Alibour coupée de deux volumes d'eau, mais laissées en permanence et recouvertes de taffetas imperméable.

Le 21 octobre : L'enfant rend 800 grammes d'urine

rougeâtre, avec dépôt abondant de flocons rougeâtres. On trouve par AzO^3H une grande quantité d'albumine.

L'examen microscopique des sédiments montre en abondance des globules rouges, quelques cylindres granuleux et quelques cylindres épithéliaux.

Diagnostic : On fait le diagnostic de néphrite hémorragique, qu'on hésite à attribuer à l'Impétigo, ou à l'application des compresses d'eau d'Alibour. On remplace ces dernières par des compresses d'eau boriquée. L'enfant ne paraît pas autrement incommodé par l'existence de la néphrite : la température oscille aux environs de 37°. Pas de céphalée, pas d'œdème.

25 octobre : L'urine contient encore de l'albumine et reste légèrement hématurique. L'enfant sort le 3 novembre, sur la demande de ses parents. Elle est actuellement améliorée, l'albuminurie persiste légère, mais l'hématurie a cessé.

Observation XI (Fontanié. Thèse, Paris, 1903)

Blanche G..., 3 ans 1/2.

Antécédents héréditaires : Parents bien portants. Six enfants. Un mort de méningite à 4 ans. Les quatre frères de la malade sont bien portants. Pas d'hémophilie dans la famille.

Antécédents personnels : Née à terme. Elevée au sein jusqu'à 11 mois. A 15 mois, rougeole, puis broncho-pneumonie. A 18 mois, coqueluche. Au début de novembre, apparition de l'impétigo sur le cuir chevelu. L'enfant est conduite à un dispensaire, on lui prescrit une cuillerée à soupe d'huile de ricin, et application de compresses d'eau boriquée sur le cuir chevelu.

Le 8 novembre : L'enfant paraît un peu moins gaie que

les jours précédents. Sa figure est un peu bouffie. Elle ne tousse pas, la mère croit à un simple malaise.

Le 11 novembre : La mère remarque que les urines sont rouges.

Le 13 novembre : Les urines de l'enfant sont devenues complètement noires, et laissent au fond du vase un abondant dépôt. La mère conduit l'enfant à la consultation de l'hôpital TROUSSEAU, où on l'admet aussitôt.

Le 14 novembre : Nous trouvons une enfant d'assez bon aspect général. Développement normal, pas de traces de rachitisme. Pas de gros ventre. Impétigo du cuir chevelu. Lésions dispersées sur tout le crâne, ne sont cependant ni très étendues, ni très profondes. Elles ne suffisent pas à expliquer les nombreux ganglions dont le volume varie d'un grain de mil à une petite noisette, qu'on trouve répandus dans toute la région du cou, et de la nuque surtout. Ces ganglions sont durs, non douloureux, mobiles. Le visage est un peu bouffi. Pas d'œdème des mains, ni des pieds.

L'enfant n'accuse aucune douleur dans la région lombaire, ni spontanée, ni provoquée. L'urine rendue dans les vingt-quatre heures est évaluée à 800 grammes environ. Dans le bocal elle se divise en deux couches, dans le fond est un sédiment floconneux rouge foncé et au-dessus un liquide rouge sale. A l'émission, l'urine du début, du milieu et de la fin de la miction est également colorée en rouge. Pas de pollakiurie. Pas de douleur à la miction. L'examen fait par M. MAHIEUX donne :

Couleur : rouge; *odeur* : sui generis faible.

Réaction : franchement acide; *densité* : 1.025 à 15°.

Albumine : 0,621 par litre. Pas de *peptones*, pas de *pigments biliaires*; pas d'*Indican*. *Urobiline* en grande quantité. *Scatol* en quantité notable. *Urée* : 14 gr. 091 par litre. *Acide urique* : 0,271 par litre. L'urine centrifugée donne un culot qui, examiné au microscope, montre de nombreux globules rouges très altérés. Quelques rares cylindres hématiques.

On porte le diagnostic de néphrite hématurique aiguë et l'enfant est examinée plus complètement, pour trouver l'origine de l'affection rénale. Il n'y a pas de catarrhe nasal, la gorge est un peu rouge, il y a une légère angine. L'enfant tousse fort peu. L'examen de la poitrine est négatif. Rien au cœur. Pas de vomissements, pas de diarrhée, selles normales, ventre souple. Enfin les troubles fonctionnels de la néphrite sont réduits au minimum, car il n'y a pas de céphalalgie, pas d'anorexie.

L'enfant joue sur son lit. La température, qui était à 38° le 13 au soir, est le 14 à 38° le matin et 37°8 le soir.

Le 15 novembre : La température est tombée à 37°. L'enfant est gaie, ne se plaint de rien. Les urines, évaluées à 850 grammes environ, ont le même aspect que la veille et sont hématuriques.

Le 16 novembre : Les urines sont un peu plus claires. La quantité de sang est moindre. Au tube d'ESBACH on trouve 1 gr. d'albumine.

Le 17 novembre : L'angine persiste encore, mais toujours aussi légère. Les lésions d'Impétigo vont s'améliorant. L'urine est plus chargée de sang. On trouve au microscope de nombreux globules rouges, et de nombreux cylindres hématiques. La température est remontée la veille au soir à 38°6. Elle est tombée ce matin à 37°6.

Le 18 novembre : Angine guérie. Impétigo est en très bonne voie. Etat général excellent. Les urines sont encore rosées, on y trouve toujours de nombreux globules rouges, et de nombreux cylindres hématiques. La température, de 37°8 la veille au soir, est retombée à 37°.

Le 20 novembre : Disparition des globules. Guérison complète, plus de trace d'albumine : celle-ci a diminué proportionnellement à l'hématurie et a disparu en même temps.

L'enfant, revue un mois après, était en bonne santé et ne présentait aucune trace d'albumine dans l'urine.

Le traitement a consisté en la mise au régime lacté absolu, l'application de ventouses sur la région des reins, les premiers jours : le repos au lit.

Applications de compresses d'eau d'Alibour 1/4 sur le cuir chevelu.

Observation XII (Cazal) (1)

Marcel B.... 4 ans et 3 mois, amené à ma consultation le 4 février 1905.

Il n'y a rien de particulier à signaler dans l'état de santé de cet enfant, jusqu'au mois de juillet dernier, époque où il a été atteint d'Impétigo du cuir chevelu. En l'absence de tout traitement approprié, les lésions impétigineuses se sont peu à peu étendues en surface, et la présence de poux, qui n'ont pas tardé à pulluler dans ce milieu favorable, n'a pas peu contribué par suite des grattages de l'enfant à la diffusion des lésions. La suppuration, devenue abondante à la faveur des cheveux longs, a formé des croûtes épaisses recouvrant tout le cuir chevelu.

L'état général de ce petit garçon a été naturellement influencé, par de pareilles lésions, datant de plusieurs mois. Le 30 janvier, les parents ont remarqué que les chevilles de l'enfant étaient enflées. Le lendemain, et les jours suivants, l'enflure s'étendait aux membres inférieurs, et peu à peu l'œdème se généralisait à tout le corps. Des vomissements sont survenus à ce moment, et en même temps les urines ont diminué notablement de

(1) Cazal. *Archiv. d. med. d. Enf.*, Paris, 1905.

volume, présentant une teinte foncée, couleur café qui a frappé les parents. Malgré ces divers troubles, Marcel a continué sa vie ordinaire, sortant et, avec un appétit très diminué, s'alimentant comme d'habitude. Cependant il pouvait difficilement se tenir debout. et faisait des chutes fréquentes.

C'est dans ces conditions que je vois l'enfant le 4 février dernier. Ce qui frappe tout d'abord, c'est une bouffissure de la face, avec pâleur extrême des téguments. Anasarque généralisée. L'œdème est surtout apparent aux paupières, aux membres inférieurs; il est également très accusé aux bourses, à la verge, à la région lombaire et notamment au niveau de l'abdomen, autour de l'ombilic, où il existe un gonflement considérable; le tissu cellulaire pris entre deux doigts conserve à ce niveau une empreinte très profonde. Il existe un peu d'ascite.

Pas de souffle cardiaque, ni d'œdème pulmonaire. La température est normale.

A la région lombaire, tuméfiée, l'enfant éprouve une douleur qui est exaspérée d'une façon assez vive à la pression. Langue saburrale, quelques vomissements.

Les lésions du cuir chevelu sont très actives et recouvrent toute la tête, jusqu'à la nuque. Il existe même des croûtes consécutives à des lésions de grattage, jusqu'à la partie supérieure du dos. Les ganglions de la nuque et rétro-auriculaires sont notablement tuméfiés.

L'enfant urine très peu. L'examen de l'urine pratiqué sur-le-champ montre la présence d'une quantité considérable d'albumine.

Traitement : Repos complet au lit. Régime lacté absolu. Cinq grammes d'eau-de-vie allemande, ventouses sèches à la région lombaire.

Comme traitement local, on fait tomber les croûtes par des applications prolongées de cataplasmes d'amidon cuit.

Les cheveux sont coupés aussi courts que possible : après lavage au phéno-salyl, on applique une pommade avec oxyde de zinc et salol, remplacée après deux jours par une pommade au calomel.

L'analyse de l'urine des 24 heures donne : *Volume* : 400 grammes; *couleur* : jaune brunâtre avec dépôt abondant; *albumine* : 4 grammes par litre.

Au *microscope* : cylindres hyalins et granuleux, cylindroïdes, amas nombreux d'urate acide de soude.

Le 9 février : l'anasarque a bien diminué; l'œdème est seulement accusé à la région ombilicale et aux organes génitaux. L'état général est bon, il n'y a plus de vomissements; les fonctions digestives sont normales; il existe cependant de la constipation. Le volume des urines atteint 850 grammes; elles sont moins foncées, de couleur rosée, et renferment 1 gr. 50 d'albumine par litre. L'enfant prend 0 gr. 25 de calomel. Du côté du cuir chevelu l'amélioration est sensible; les parasites sont disparus depuis les premiers pansements.

Le 13 février : L'œdème n'est plus apparent, la quantité d'urine s'élève à un litre; elle est encore rosée, avec dépôt rougeâtre assez abondant.

Albumine : 0 gr. 80 environ. L'Impétigo est en très bonne voie, à peine existe-t-il quelques croûtes sèches disséminées.

Le 21 février : Après être remontée à 1 gr. 50, l'albumine est à 0 gr. 40 environ. L'urine, bien moins colorée, atteint un volume de 1.200 grammes. L'Impétigo est guéri, la tête est absolument propre.

Durant tout le mois de mars, avec quelques légères recrudescences, l'albumine persiste encore : mais en très petite quantité. L'enfant a repris des forces; alimentation mixte.

Au commencement d'avril, il n'existe plus d'albumine dans l'urine, et l'enfant reprend peu à peu sa vie normale.

Observation XIII (Guinon et Pater) (1)

C. G..., 4 ans, entrée dans le service de M. Guinon, le 9 février 1904.

Antécédents héréditaires : Parents bien portants. Quatre enfants morts en bas âge, de cause inconnue.

Antécédents personnels : La petite malade, venue à terme, élevée au biberon, n'a jamais été malade.

Depuis quinze jours est apparu l'Impétigo du cuir chevelu et de la face. Il y a huit jours, la mère s'est aperçue que l'enfant devenait bouffie, et qu'il existait de l'enflure des mains et des pieds. En même temps, perte de l'appétit, sans vomissements, ni diarrhée, ni toux. Pas de fièvre. L'enfant est conduite à l'hôpital parce qu'elle est enflée.

A l'entrée, on constate de la bouffissure de la face, du gonflement des paupières ; un léger œdème blanc occupe le dos des pieds et des mains. Impétigo en pleine évolution au niveau de la tête et de la face. Ganglions cervicaux durs et gros. Toux légère, avec quelques râles de bronchite dans les deux poumons. Langue légèrement rouge, non saburrale. Gorge saine ; un peu de constipation. Rien au cœur. Foie et rate normaux. Etat général bon, en apparence. Les urines plutôt rares contiennent 0 gr. 50 d'albumine. Pas d'hématurie.

Diagnostic : Néphrite au cours d'un Impétigo.

Traitement : Régime lacté absolu, pansements humides des lésions impétigineuses.

Le 12 février : La bouffissure de la face a beaucoup diminué.

Le 14 février : La température s'élève à 38°6. L'œdème se résorbe, l'albumine disparaît. L'Impétigo est vite guéri et l'enfant sort en bon état le 13 mars.

(1) Guinon et Pater. *Bulletin de la Société de Pédiatrie*, n° 7, octobre 1906.

Observation XIV (Guinon et Pater)

S. E..., 18 mois, entre dans le service de M. Guinon, le 2 novembre 1905.

Antécédents héréditaires : Père bien portant. Mère délicate. Il y a eu quatre enfants, tous morts : l'un a 3 ans, deux à 3 mois, le quatrième mort-né. On ne connaît pas le pourquoi de ces décès.

Antécédents personnels : La petite malade, venue à terme, élevée au biberon, n'a jamais été malade. Elle a depuis plusieurs mois de l'Impétigo, dont l'intensité varie de temps à autre, mais qui n'a jamais été soigné.

La maladie actuelle a débuté, il y a six jours, par de la fièvre, des vomissements, une diarrhée abondante, verdâtre; en même temps l'enfant a commencé à tousser. Les parents ont remarqué de la bouffissure du visage, de l'œdème aux pieds, du gonflement du ventre.

Examen à l'entrée : Enfant bouffie, œdématiée, présentant de la cyanose des extrémités, et une certaine gêne respiratoire. La face, le cuir chevelu, le cou, présentent des lésions d'Impétigo, en voie de dessèchement. Sur les deux bras, jusqu'au niveau du coude, existent également des placards impétigineux; et çà et là quelques ecchymoses de petite taille.

Le visage est bouffi, les paupières gonflées; la peau des joues, du ventre, des cuisses est tremblante; il existe de l'œdème des jambes et des pieds. Les extrémités sont refroidies, la peau sur tout le corps est marbrée de taches violacées. Le ventre est ballonné, tendu, sonore : il ne paraît pas y avoir d'ascite.

Langue saburrale, un peu rouge à la pointe. Rhinite purulente accentuée.

La toux est fréquente, dyspnée assez vive, respiration expiratrice de Bouchot et léger battement des ailes du nez. A l'examen des poumons, on trouve au sommet droit, en avant, de la résistance au doigt avec submatité; en arrière, au sommet gauche, une respiration soufflante des râles sous-crépitants, et presque partout de l'obscurité respiratoire, et des râles de bronchite disséminés.

Rate volumineuse, débordant les fausses-côtes. Le foie paraît normal. On obtient à grand'peine quelques gouttes d'une urine épaisse, foncée, qui renferme environ 1 gr. d'albumine. Il n'y a pas d'hématurie.

L'état général est altéré avec tendance à l'asphyxie. Fièvre 40°4.

Diagnostic : Néphrite aiguë et broncho-pneumonie, au cours d'un Impétigo. L'évolution de la maladie est rapide. La température tombe à 37°4, le 4 novembre, sans que l'enfant soit en meilleur état. Les signes physiques pulmonaires augmentent d'intensité, des râles humides bruyants apparaissent du haut en bas des poumons prédominants à droite. Il s'y adjoint des râles fins aux deux bases, à droite surtout. Il n'y a pas de vomissements, mais un peu de diarrhée liquide. Les urines sont presque nulles.

Malgré la diète hydrique, les inhalations d'oxygène, les ventouses scarifiées, les bains chauds, l'aggravation s'accentue et la température remonte au-dessus de 39°, les urines se suppriment presque complètement, la cyanose et le refroidissement périphériques augmentent, et l'enfant succombe le 9 novembre, en pleine asphyxie.

Autopsie : Le 11 (trente-sept heures après la mort). Pas d'adhérences pleurales, pas de liquide dans les plèvres. Congestion intense des deux poumons; un peu d'œdème, un peu de broncho-pneumonie à la base droite. Pas de tuberculose. Ganglions du hile, peu développés, inflammation non tuberculeuse.

Cœur d'aspect normal, rempli de caillots mous. Poids : 85 grammes. Foie volumineux, pesant 640 grammes, de coloration violacée, périhépatite légère. A la coupe : congestion intense; le foie est gorgé de sang; par endroit dans les deux lobes, aspect de foie muscade, et cela surtout, au voisinage de la périphérie de l'organe. Quelques taches pâles, comme cela se voit dans les foies infectieux. Reins pesant 110 grammes pour les deux. Extrêmement pâles, la capsule se décortique très bien, et laisse voir au-dessous d'elle un tissu blanchâtre, sur lequel tranchent vivement de belles étoiles de VERHEYEN. La zone corticale paraît extrêmement mince, mais il est réellement impossible de distinguer les deux zones : corticale et médullaire, tant est uniforme la pâleur du tissu rénal.

Sur ce fond incolore de toute la région labyrinthique tranchent en rose violacé les pyramides de MALPIGHI. La rate pèse 75 grammes. Volumineuse, très ferme, de coloration lie-de-vin, parsemée de taches blanchâtres, irrégulières, de toutes tailles. A la coupe, aspect bigarré avec zones violet foncé, presque noires, surtout abondantes à la périphérie.

Capsules surrénales d'aspect normal. En aucun organe il n'y a de tuberculose.

Examen histologique. — *Poumons* : Lésions de broncho-pneumonie, noyaux disséminés, peu de fibrine, infiltration leucocytaire énorme des conduits bronchiques.

Pas de tuberculose. Pas de sclérose, pas d'œdème appréciable.

Foie : Dilatation des capillaires hépatiques, infiltration des espaces portés par les cellules embryonnaires, formant une ébauche de petits abcès miliaires. Légères lésions de sclérose capillaire trabéculaire et, par places, capillaires distendus par des cellules embryonnaires à parois épaissies.

Rate : Congestion notable; pas de lésions notables; capsules surrénales congestionnées, nombreux vaisseaux gorgés de sang dans la substance centrale. Pas de lésions de l'écorce.

Reins : Lésion de la néphrite suraiguë, semblant évoluer vers la chronicité. Très légère atteinte des glomérules; quelques-uns sont un peu infiltrés de cellules rondes, et on y note une multiplication des noyaux de la capsule de Bowmann. Tubes à épithélium un peu bas, la plupart dilatés. Elargissement notable du tissu interstitiel, et par place grosse infiltration de cellules embryonnaires. Çà et là l'épithélium des tubes est desquamé, la lumière est obstruée par les cellules venues de l'épithélium. et des masses d'albumine coagulée. Beaucoup de ces cellules ont perdu leur noyau. Sclérose interstitielle intertubulaire, soit périglomérulaire; quelques capsules ayant trois et quatre rangées de cellules à noyaux fusiformes.

Il a été impossible de déceler sur ces coupes la présence de microbes, soit par la coloration simple, soit par la méthode de Gram.

Observation XV (Auché) (1)

Impétigo du cuir chevelu et de la face. — Présence d'albumine. Streptocoques dans l'urine. — Guérison

Aug. P..., 2 ans. Entré le 19 octobre pour anasarque.

Antécédents héréditaires : Père, 34 ans, alcoolique et nerveux, mais n'ayant jamais eu de maladie grave. Mère, 32 ans, bien portante. Deux autres enfants, bien portants.

Antécédents personnels : Né à terme dans de bonnes conditions. Allaité par sa mère jusqu'à l'âge de 13 mois. N'a jamais eu de troubles gastro-intestinaux. N'a jamais été malade jusqu'à ces derniers temps, de sorte que dans ses antécédents on ne trouve aucune cause de lésions rénales. Depuis trois ou quatre semaines environ, il a de l'Impétigo

(1) Auché. *J. de méd.*, Bordeaux, 1907, XXXVII, 277-279.

de la face et du cuir chevelu, et il y a une dizaine de jours, la mère remarqua que l'enfant avait la peau bouffie et les pieds un peu œdématiés. Les jours suivants, l'œdème augmenta et gagna progressivement les malléoles, les jambes, les cuisses, le scrotum, puis les mains et les membres supérieurs presque en totalité, ainsi que la face qui devint très tuméfiée. C'est alors que l'enfant fut amené à l'hôpital.

Etat actuel : 20 octobre 1904. L'enfant est grand et fort pour son âge. Il a de l'Impétigo en voie d'évolution, sur la face et le cuir chevelu.

Au niveau du cuir chevelu, les lésions occupent presque toute la région occipitale. Elles sont beaucoup plus discrètes sur les régions pariétales. Sur la face, elles occupent la lèvre supérieure, la lèvre inférieure, le menton, et une partie de la joue gauche. Des ganglions nombreux occupent les régions latérales du cou et la région angulo-maxillaire gauche. Leur volume varie de celui d'une grosse lentille à celui d'une petite noisette. Ils sont mobiles, durs et peu ou pas douloureux. Aucun n'est suppuré, il n'y a pas d'abcès cutanés ou sous-cutanés.

La face est fortement œdématiée, les paupières sont très infiltrées et très épaissies. Sur les membres supérieurs l'œdème occupe les mains, les avant-bras et les bras, jusque vers leur partie moyenne. L'œdème des membres inférieurs est beaucoup plus accentué. Il occupe les pieds dont la face dorsale est très gonflée, la jambe et toute la cuisse jusqu'à la racine. Le bassin est peu œdématié, ainsi que la partie postérieure du tronc. Les urines de coloration jaune pâle contiennent de l'albumine en petite quantité, mais ni glucose, ni pigments biliaires.

Le sédiment renferme quelques hématies, quelques leucocytes, et quelques cylindres épithéliaux.

L'enfant urine dans son lit, de sorte qu'il n'est pas possible d'évaluer la quantité d'urine des 24 heures. Pas de douleurs lombaires soit spontanées, soit à la pression.

Coryza muco-purulent assez intense, forte dyspnée. Submatité aux bases des deux poumons. Râles sous-crépitants nombreux dans les régions submates. Pas d'épanchement intra-pleural. L'appareil circulatoire ne représente rien d'anormal. Pas de troubles digestifs. Rien du côté de la cavité bucco-pharyngée. Pas de vomissements, pas de diarrhée.

Foie et rate de volume normal. Pas d'ascite, rien d'anormal du côté du système nerveux. Pas de fièvre.

Traitement : Régime lacté, pansements humides des régions impétigineuses.

21 octobre : L'état ne s'est pas sensiblement modifié, pas de fièvre.

Des ensemencements sont faits à l'aide des produits recueillis au niveau des lésions impétigineuses de la région occipitale, et avec les urines recueillies aseptiquement, à l'aide d'une sonde molle stérilisée.

23 octobre : Amélioration très notable, l'œdème de la face a diminué, celui des membres supérieurs a disparu. Les membres inférieurs sont toujours également œdématiés. La dyspnée a diminué. Les râles des bases sont beaucoup plus rares. Pas de fièvre.

Le 26 octobre : La dyspnée a disparu, ainsi que les signes d'œdème pulmonaire. La face n'est plus tuméfiée. Les membres inférieurs se sont considérablement dégonflés. L'analyse des urines ne révèle plus qu'une faible quantité d'albumine.

30 octobre : Disparition complète des œdèmes. Amélioration considérable des lésions impétigineuses. Diminution du volume des ganglions cervicaux. Bon état général.

Le 5 novembre : Il n'y a plus trace d'albumine dans les urines. La guérison de l'Impétigo est complète. L'enfant quitte l'hôpital.

Résultat des renseignements : Les ensemencements des

produits impétigineux donnent deux ordres d'agents microbiens : des staphylocoques dorés et des streptocoques pyogènes, à longues chaînettes, ne troublant pas le bouillon.

L'ensemencement des urines donne sur gélose des colonies peu nombreuses de streptocoques. Les tubes de bouillons ensemencés avec le même liquide donnent aussi des cultures pures de streptocoques. Ceux-ci, comme les précédents, ne troublent pas le bouillon et forment de longues chaînettes.

Observation XVI (Auché) (d°)

Impétigo du cuir chevelu. — Albuminurie

Blanche T..., 13 ans, vient à la consultation de l'hôpital des Enfants, le 13 janvier 1905, pour œdème de la face.

Antécédents héréditaires : Père et mère en bonne santé. Mais le père a eu dans son enfance un eczéma impétigineux de la face et du cuir chevelu, excessivement rebelle. Elle a deux frères, l'un bien portant, l'autre peu robuste, souvent fatigué, a été récemment opéré des végétations adénoïdes.

Antécédents personnels : L'enfant est née à terme dans de bonnes conditions. Elle a été allaitée par sa mère jusqu'à 16 mois. Cette période n'a été marquée par aucun trouble sérieux des voies digestives, mais elle a eu une broncho-pneumonie grave à 7 mois. A 2 ans, rougeole bénigne. Pas de coqueluche, pas de scarlatine. Pas de diphtérie. Jamais d'angine. De temps en temps, l'hiver, quelques rhumes de poitrine. Depuis l'âge de 3 ans, elle n'a jamais été sérieusement malade. On ne relève dans ses antécédents aucune cause d'albuminurie. Cependant, elle a eu presque tous les ans, depuis l'âge de 5 ans, à des époques variables, des croûtes impétigineuses du cuir chevelu. En général, cet Impétigo disparaissait assez rapidement sous l'influence du traitement approprié.

Cette année, les lésions ont commencé vers le mois de septembre 1904, mais l'enfant les a longtemps dissimulées, sous une abondante chevelure. Sa mère finit cependant par s'en apercevoir, et depuis une douzaine de jours la traite avec des compresses boriquées. Actuellement, il ne reste que quelques croûtes dissimulées dans la région occipitale.

Il y a environ une dizaine de jours, l'enfant remarqua un matin, que sa figure était bouffie, et que ses paupières étaient tuméfiées. Les trois jours qui suivirent, cet œdème s'accentua, mais il ne semble avoir atteint d'une façon notable, ni le tronc, ni les membres supérieurs et inférieurs, car ni l'enfant, ni la mère, n'ont remarqué le gonflement de ces régions.

Etat actuel : Le jour de la consultation, le 31 janvier 1905, la face est encore fortement bouffie et les paupières sont notablement tuméfiées. Le tronc et les membres supérieurs ne présentent pas trace d'œdème. Sur les membres inférieurs, on ne trouve qu'un léger gonflement œdémateux des régions malléolaires et du tiers inférieur des jambes. Les urines sont claires, pâles et renferment environ 1 gr. d'albumine par litre. Il n'y a pas de symptômes généraux. Tous les organes sont sains. Il n'y a rien de particulier du côté des appareils circulatoire et respiratoire. Sur la région occipitale du cuir chevelu, on trouve disséminées quelques lésions impétigineuses non encore guéries. Au début du traitement, elles occupaient, dit la mère, toute la région occipitale et temporale gauche. Les ganglions du cou sont nombreux et un peu tuméfiés. Ils sont durs et un peu douloureux à la pression. Pas de phtiriase.

Traitement : Régime lacté, repos au lit.

Le 2 février : La figure est moins bouffie, les paupières

sont moins tuméfiées. L'œdème des régions malléolaires disparu.

Le 9 février : L'Impétigo est complètement guéri. L'œdème de la face a disparu, il n'y a plus que des traces d'albumine dans les urines.

On ne revoit pas l'enfant.

OBSERVATION XVII (VILLATTE. Thèse, Bordeaux, 1907)

B..., Marguerite, 2 ans 1/2, entre à l'hôpital des Enfants le 13 décembre 1906, dans le service du professeur Moussous pour œdème généralisé.

Antécédents héréditaires : Nuls.

Antécédents personnels : Enfant née à terme, nourrie au sein jusqu'à l'âge de 15 mois. Depuis le sevrage, les parents lui ont donné la nourriture qu'ils prenaient eux-mêmes. En août et septembre 1906, elle fut prise de diarrhée qui guérit rapidement. Vers les premiers jours de décembre, de nombreuses plaques d'Impétigo apparurent sur le cuir chevelu, qui fut envahi en totalité au bout de peu de jours. Une plaque, de la surface d'une main d'adulte environ, apparut en même temps sur la face latérale droite du cou. Cinq à six jours après le début de ces accidents, la mère s'aperçut que sa petite fille était enflée; c'est ce qui la décida à l'amener à l'hôpital.

Examen : Le 13 décembre, à son entrée à l'hôpital, la malade ne présente rien de particulier du côté du poumon, de la plèvre, du cœur, du péricarde. Inappétence marquée, abattement très prononcé; pas de troubles de la digestion.

Tout le cuir chevelu est envahi par des croûtes rougeâtres, brunâtres, saignant quand on les touche.

Les mêmes croûtes existent sur la face latérale droite du cou, offrant l'aspect caractéristique des lésions impétigineuses. La peau est intacte sur tout le reste du corps.

Le tissu cellulaire est infiltré au niveau des membres et du tronc. A la face, on remarque une bouffissure très prononcée des paupières. En aucun point l'infiltration est assez prononcée pour permettre la formation d'un godet à la pression du doigt. Pas d'ascite.

Le fonctionnement de l'appareil urinaire est troublé; l'urine est rare et chargée. L'analyse y démontre l'existence d'une certaine quantité d'albumine. La température égale 39°.

Le Professeur Moussous diagnostique : néphrite impétigineuse et institue le traitement habituel. La maladie évolue avec une température oscillant entre 37°6 et 39° jusqu'au 26 décembre, date à laquelle elle se fixe à 37°.

L'analyse de l'urine donne les résultats suivants :

Le 16 décembre : NaCl = 2 gr. 40; albumine = 1 gr. 20 par litre. Dépôt d'urates de soude.

Le 23 décembre : NaCl = 12 gr. 9; albumine = 2 gr. 6 par litre. Présence d'urobiline et de leucocytes. Dépôt de phosphates. Quelques cylindres.

Le 20 décembre : Les croûtes ont disparu, et les lésions cutanées sont en voie de cicatrisation. L'œdème persiste jusqu'au 28 décembre. A cette époque, la température est tombée à 37° depuis 2 jours.

Le 3 janvier : L'urine ne contient plus aucun élément pathogène. La malade reprend l'alimentation des autres malades de la salle, jusqu'au 7 janvier, date où elle sort de l'hôpital.

Observation XVIII (Villatte. Thèse, Bordeaux, 1907)

M..., Henri, 3 ans, entre le 4 décembre 1906 dans le service de M. Moussous, pour œdème généralisé.

Antécédents héréditaires : Mère en bonne santé, père atteint de bronchite chronique. Les parents ont eu cinq enfants : le premier est mort à 2 ans, d'une méningite;

le deuxième est mort à 8 mois d'une bronchite; le troisième et le quatrième sont deux jumeaux qui ont la coqueluche; le cinquième est notre petit malade.

Antécédents personnels : L'enfant est né à terme, a été nourri au sein jusqu'à l'âge de 15 mois, légère diarrhée au sevrage. Il jouit d'une bonne santé jusqu'au mois de septembre 1906. A cette époque il contracta la coqueluche. A la fin de novembre dernier, il était guéri de cette dernière affection et prenait la nourriture de la famille : pain, viande, légumes, un peu de vin. A cette dernière époque, il eut le cuir chevelu couvert d'Impétigo et se grattait fréquemment. La mère le porta à la polyclinique de la rue Paul-Bert; le médecin qui l'examina, analysa ses urines et y trouva une grande quantité d'albumine; il présentait un œdème considérable et généralisé. Sur les conseils du médecin, la mère l'apporta le 4 décembre, à l'hôpital des Enfants, où il est admis salle 6.

Examen du malade : Rien à signaler du côté du poumon et de la plèvre, du cœur et du péricarde. Du côté de l'appareil digestif : constipation opiniâtre; le malade boit bien son lait. La peau est normale sur tout le corps, sauf au niveau du cuir chevelu. Celui-ci est recouvert de croûtelles rouges ou brunâtres, disséminées par plaques de la surface d'une pièce de cinq francs, plaques saillantes au-dessus du niveau de la peau, souvent confluentes par leurs bords, adhérentes au tissu sous-jacent, ulcérées par endroits. Ce sont des plaques d'Impétigo.

Le tissu cellulaire est infiltré par un œdème prononcé, surtout au niveau des membres et du tronc; moins prononcé au niveau de la face. Partout le doigt déprime la peau en godet. La paroi abdominale, surtout, est infiltrée, distendue et sonore. Cependant, en faisant coucher le petit malade sur un côté, on trouve une matité très nette de l'hypocondre, de ce côté. La sensation de flot est peu nette. On peut cependant affirmer la présence d'une certaine quantité de liquide ascitique. Anurie complète depuis quatre jours : le jour de l'entrée du malade à l'hôpital, une débâcle urinaire commence, qui amène rapidement une amélioration de l'état général, et une diminution de l'ascite. L'analyse démontre la présence d'albumine dans l'urine. Le malade ne présente pas de fièvre, la température reste cantonnée aux environs de 37°.

M. le Professeur Moussous diagnostique une néphrite impétigineuse et institue le traitement suivant : régime lacté absolu, lactose théobromine, digitale, saignée au niveau du triangle de J.-L. Petit. Au niveau des foyers impétigineux, pansements humides avec des compresses imbibées d'une solution de sulfate de zinc et de sulfate de cuivre, jusqu'à chute complète des croûtes. A partir de ce moment, application d'une pommade avec ZnO.

La maladie évolue sans élévation de température, si ce n'est du 14 au 20 décembre, où plusieurs élévations vers 38°6 et 38°8 sont causées par l'apparition d'une légère bronchite, qui cède d'ailleurs en six jours, à plusieurs applications de cataplasmes sinapisés et de ventouses.

Le 10 décembre : Les croûtes ont disparu et la cicatrisation est presque complète. L'analyse des urines faite par M. le Pharmacien en Chef de l'hôpital des Enfants, a donné les résultats suivants :

Le 7 décembre : Albumine : 3 gr. 40 par litre, présence d'hémoglobine et de cylindres.

Le 16 décembre : albumine : 2 gr. 50 par litre, présence d'hématies et de phosphates terreux.

Le 23 décembre : Albumine : 0 gr. 70 par litre et présence d'hématies et de phosphates terreux. L'œdème diminue depuis l'entrée du malade à l'hôpital et a disparu le 12 décembre. Le 1er janvier 1907, tout élément pathologique a disparu dans l'urine.

Le 3 janvier le petit malade reprend le régime alimentaire de la salle et sort le 6.

OBSERVATION XIX (VILLATTE. Thèse, Bordeaux, 1907)

A..., Lamy, 12 ans, entre le 9 mars 1905 dans le service de M. le Professeur Moussous, pour Impétigo du cuir chevelu et bouffissure de la face.

Antécédents héréditaires : Père âgé de 56 ans, tailleur, bien portant. Mère âgée de 29 ans, tailleuse, a passé quinze jours en 1903 à la salle 5 de l'hôpital Saint-André, pour albumine. L'enfant a quatre sœurs et un frère bien portants.

Antécédents personnels : A l'âge de 5 ans, la malade a passé deux mois à la salle 2, pour un Impétigo du cuir chevelu qui avait débuté un mois avant son entrée à l'hôpital. Un mois après son entrée à la salle 2, elle contracte la rougeole, on la fit passer à l'isolement : où elle eut une bronchite d'abord, puis une dothiénentérie qui l'y retinrent pendant six mois. Après ces six mois, on la rendit bien portante à sa famille. A 7 ans, elle entre à la salle 15, pour Impétigo du cuir chevelu et y séjourne un mois. A 9 ans, nouveau séjour d'un mois à la salle 2. A 10 ans, séjour d'un mois à la salle 11, toujours pour le même motif. Depuis cette dernière atteinte, elle est restée bien portante chez elle.

Histoire de la maladie : Il y a environ deux mois, la mère constata le retour de l'Impétigo. Sans consulter le médecin, elle fit des applications d'eau phéniquée sur le cuir chevelu. Mais peu de jours après elle constata que les urines de son enfant devenaient noirâtres, épaisses et rares. Elle la conduisit à la Clinique de la rue Paul-Bert, où on n'examina pas les urines et où on ne prescrivit aucun traitement. Rapidement, les urines devinrent noires, comme du café; un œdème sous-cutané commença, qui débuta à la face; celle-ci devint pâle et bouffie, surtout au niveau des paupières.

En deux ou trois jours cet œdème fut généralisé à tout le corps : les bras, les jambes et le tronc furent pris presque simultanément. L'enfant n'eut ni frisson, ni fièvre, ni courbature, ni céphalalgie, ni épistaxis ; elle n'a présenté aucun trouble dyspeptique, ni nausée, ni diarrhée, ni vomissement, ni anorexie ; aucun trouble visuel, aucun trouble nerveux (ni délire, ni coma, ni convulsions). Jamais de dyspnée, pas de troubles de l'ouïe, pas de douleurs lombaires. L'enfant urinait peu, mais les mictions étaient peu douloureuses. Quelques jours avant l'entrée de l'enfant à l'hôpital, la mère cessa les applications d'eau phéniquée, parce que l'œdème avait considérablement augmenté. Pendant ces deux mois, l'enfant n'a pris que du lait, bouillon, tisanes ; elle est presque restée alitée.

Etat de la malade le 9 mars 1905 : Impétigo sur toute l'étendue du cuir chevelu. Œdème mou, blanc, sur la face, le tronc et les membres qui gardent facilement l'empreinte du doigt. Adénite sous-maxillaire bilatérale. Rien à signaler au niveau du cœur ; quelques râles de bronchite à la base du poumon gauche. Les urines, foncées, noires, épaisses, ont été analysées à diverses reprises par M. le Pharmacien de l'hôpital.

Le 11 mars 1905 : Volume : 250 cc. ; Densité : à $+15^o=$ 1.023 ; urée : 23 gr. 50 par litre. $P^2O^5=2$ gr. 06 par litre. NaCl = 13 gr. par litre. Albumine : 1 gr. 60 par litre. Glucose : néant. Pigments biliaires : néant. Hémoglobine présence. Phénol : traces. Examen microscopique : cylindres épithéliaux, leucocytes, hématies.

Le 24 mars : Volume : 1.550 cc. Densité : 1.024. Réaction acide, couleur normale, aspect louche, sédiment faible. On trouve par litre : Urée : 21 P^2O^5 = 1.50 NaCl = 17.20. Albumine : traces. Glucose : néant. Examen microscopique : néant.

Dès son entrée à l'hôpital, l'enfant a été mise au régime

lacté absolu. Des ventouses sèches ont été appliquées sur a région lombaire; le cuir chevelu fut recouvert d'un pansement avec eau oxygénée.

Pendant les six premiers jours, la température fut de 37°6 à 37°9. Le septième jour, de 36°8 et ne dépasse plus 37°. Pendant les quatre premiers jours, la quantité d'urine émise en 24 heures, oscille entre 300 grammes et 410 gr. Les cinquième et sixième jours, elle s'élève à 2.400 gr. Elle diminue un peu jusqu'au dixième jour, et se fixe entre 1.200 et 1.400.

Le 20 mars : L'Impétigo a à peu près disparu, et il n'y a plus la moindre trace d'œdème. La quantité d'albumine contenue dans l'urine s'est rapidement abaissée, cependant de légères traces ont persisté jusqu'à la fin du mois de mai.

Dans les premiers jours de juin, l'enfant émet des urines normales et est rendue, guérie, à ses parents.

L'apparition du phénol dans les urines, au moment où elle entre dans la salle, nous permet d'affirmer une intoxication par l'acide phénique.

Observation XX (Guiard. Thèse, Paris, 1908)

Marthe P..., âgée de 7 ans 1/2, entre le 2 décembre 1907 dans le service de M. le Professeur Hutinel; elle se plaint de douleurs dans le ventre.

Antécédents héréditaires : Père : 44 ans, éthylique; mère : 40 ans, vraisemblablement paraplégique d'après les renseignements donnés. Trois autres enfants. Deux sont morts de rougeole compliquée, l'autre est en bonne santé. Deux fausses couches.

Antécédents personnels : Enfant née à terme. Nourrie au sein jusqu'à un an. La dentition s'est faite normalement. Premiers pas à 13 mois. A 26 mois, l'enfant a eu une rougeole suivie d'une broncho-pneumonie. Au mois d'octobre 1907, l'enfant s'est plainte de douleurs abdominales qui ne durèrent que peu de jours.

Un mois plus tard, nouvelles douleurs dans le ventre, la malade, constipée, a fréquemment des vomissements. Elle a, disent les parents, de la gourme depuis plusieurs mois.

Examen de l'enfant : Enfant très pâle, très amaigrie, paupières un peu bouffies; pas d'œdème des jambes. La tête est recouverte de croûtes impétigineuses dans lesquelles sont agglutinés les cheveux.

Phtiriase abondante. Plusieurs abcès existent sur la tête et la nuque. Engorgement des ganglions cervicaux, pas de ganglions axillaires ni inguinaux. Le ventre est gros, et la palpation montre que le foie est très volumineux, descendant à un travers de doigt au-dessous de l'ombilic; il est uniformément hypertrophié et peu douloureux. Il n'existe pas d'ascite.

Appareil circulatoire : pouls rapide (110), tendu, irrégulier. La matité cardiaque est augmentée : le bord droit de cette matité déborde le sternum de un centimètre. La pointe bat dans le cinquième espace intercostal. A l'auscultation, on constate un bruit de galop très net.

Appareil respiratoire : Rien d'anormal.

Appareil urinaire : Reins non augmentés de volume, peu douloureux. Les urines sont peu abondantes, hautes en couleur, couleur bouillon sale, et contiennent 2 gr. d'albumine par litre.

Diagnostic : On porte le diagnostic de néphrite aiguë avec retentissement sur le foie et le cœur, ayant pour origine l'infection cutanée du cuir chevelu.

Traitement : Régime lacté. Pansements humides du cuir chevelu.

Le 6 décembre : facies bouffi; le foie a diminué de volume, son bord inférieur est remonté de deux travers de doigt. La matité cardiaque est moindre, le bruit de galop persiste; les urines ne contiennent plus que 1 gr. d'albumine. Incision de deux abcès sur la tête. Cuti-réaction, à la tuberculine, négative.

Le 7 décembre : Le foie déborde à peine de deux travers de doigt le rebord costal, le cœur n'est plus arythmique, mais le bruit de galop persiste. Les urines contiennent 0 gr. 50 d'albumine par litre.

Le 9 décembre : Même état.

Le 12 décembre : Le foie est revenu à son volume normal, il ne déborde pas les fausses côtes. La matité cardiaque est normale. Plus de bruit de galop. 0 gr. 25 d'albumine dans les urines; Impétigo en voie de guérison. Incision d'un gros abcès rétro-auriculaire.

Examen du sang :

Globules rouges	4.080.000
Globules blancs . . .	22.500
Hémoglobine	90 %
Polyn. neutrophiles. .	75
Polyn. éosinophiles . .	1,5
Gros mononucléaires .	8
Mononucléaires moyens	9
Lymphocites	7

Pas de formes cellulaires anormales.

Le 16 décembre : L'enfant est d'une faiblesse générale très grande. Incontinence des matières.

Le 20 décembre : Les forces renaissent un peu.

Le 21 décembre : L'enfant fait une poussée fébrile. On trouve dans les deux poumons quelques râles sous-crépitants, disséminés.

Le 22 décembre : 38°1 le matin; 40°3 le soir.

Le 23 décembre : 38°1 le matin ; 40° le soir.

Le 24 décembre : 37°6 le matin ; 38°5 le soir.

Le 25 décembre : 37° le matin ; 37°2 le soir.

Pendant toute la période fébrile, du 22 décembre au 24, on trouve toujours des sous crépitants. Rien au cœur. Quelques traces d'albumine. Plus d'Impétigo. L'état général n'est pas bon.

Le 30 décembre : Amélioration de l'état général ; on trouve encore quelques râles de bronchite.

Le 2 janvier : L'enfant étant toujours très pâle, on prescrit de l'iodure de fer.

Le 7 janvier : Examen du sang :

Globules rouges	4.480.000
Globules blancs	17.400
Hémoglobine	80 %
Polynucléaires neutrophiles.	71
Polynucléaires éosinophiles .	2
Gros mononucléaires	8
Moyens mononucléaires. . .	15
Lymphocytes	1

Pas de formes cellulaires anormales.

Il existe donc toujours une leucocytose marquée.

Le 10 janvier : L'enfant reste toujours très pâle ; la peau est sèche. Rien au cœur, ni aux poumons. Foie et rate normaux. Pas d'albumine. Poids : 14.600.

Le 27 janvier : Poumons suspects. Fièvre persiste avec ascensions irrégulières. Pas d'albumine. Nouveau ganglion suppuré derrière l'oreille droite.

Le 10 février : L'enfant sort de l'hôpital ayant engraissé de 2 kgr. 250. Elle reste un peu pâle. Rien au cœur, ni aux poumons. Foie et rate normaux. Rien dans les urines. L'enfant n'a plus d'Impétigo.

Observation XXI (Guiard. Thèse. Paris, 1908)

Impétigo. — Abcès multiples. — Albuminurie

Lucienne V..., 4 ans. Entre à l'hôpital le 2 mars 1908, car elle présente de l'albumine dans les urines.

Antécédents héréditaires : Père bien portant. Mère a été soignée plusieurs fois pour albumine à l'hôpital. Un frère bien portant.

Antécédents personnels : Enfant née à terme, nourrie au sein jusqu'à 15 mois. Premiers pas à 15 mois. L'enfant n'a eu ni rougeole, ni scarlatine.

Le 2 mars : Les parents constatent un léger degré d'enflure des membres inférieurs, un médecin demandé fait analyser les urines : on y trouve de l'albumine. L'enfant entre à l'hôpital.

Examen de la malade : Depuis le sommet de la tête jusqu'à la nuque, nombreuses croûtes d'Impétigo, pédiculi nombreux. Œdème des membres supérieurs. Pas de signes de rachitisme. Le foie n'est pas gros, la rate est normale, l'abdomen n'est pas douloureux. Rien aux poumons. L'auscultation du cœur révèle un bruit de galop très net. On trouve 3 gr. 50 d'albumine par litre dans les urines. On porte le diagnostic de néphrite aiguë, ayant pour origine l'infection cutanée du cuir chevelu. On traite l'impétigo.

Le 4 mars : L'œdème a diminué. Le bruit de galop est beaucoup moins net. Les urines ne contiennent plus que 3 grammes d'albumine.

Le 5 mars : Amélioration générale. En auscultant le cœur, on entend un bruit fœtal. On trouve 0 gr. 50 d'albumine dans les urines.

Le 8 mars : L'amélioration continue. Il n'y a plus qu'un très léger degré d'œdème aux membres inférieurs. On trouve 0 gr. 20 d'albumine.

Les 11 et 12 mars : Plus d'albumine.

Jusqu'au 18 mars, quelques traces d'albumine. L'Impétigo est guéri.

Le 19 mars : L'enfant se plaint de la région temporale de la tête. On l'examine, et on constate la présence d'un abcès rétro-auriculaire. On trouve alors 2 gr. d'albumine.

Le 20 mars : L'enfant est redevenu bouffi et pâle. A l'auscultation, léger bruit de galop, le cœur est dilaté, les urines sont rendues en très petite quantité; elles sont hautes en couleur, bouillon sale. Le foie est légèrement augmenté de volume et un peu douloureux. Rien du côté de la rate. Examen des urines donne 3 gr. d'albumine. On ouvre l'abcès, on le panse et institue le régime lacté.

Le 21 mars : L'enfant a passé une bonne nuit. Il n'a eu ni agitation, ni céphalée. On constate le matin en l'examinant une diminution dans la bouffissure de la face, le teint est toujours pâle. Le bruit de galop est à peine perceptible; le foie est normal. Les urines sont un peu plus abondantes, elles sont toujours de couleur très foncée. L'analyse trouve : 0 gr. 50 d'albumine par litre.

Le 23 mars : Amélioration. Urines abondantes, claires, avec 0 gr. 30 d'albumine.

Le 24 mars : La nuit est agitée. L'enfant se plaint de la jambe droite. On examine la jambe et on trouve sur le mollet une tumeur violacée, très sensible à la pression; de plus, les deux jambes sont le siège d'un œdème assez abondant. Bruit de galop. 1 gr. d'albumine par litre. On fait appliquer des cataplasmes chauds sur l'abcès.

Le 25 mars : Incision de l'abcès. Examen des urines : 0 gr. 75 d'albumine par litre.

A partir de cette époque, l'enfant n'a plus d'abcès; l'Impétigo est guéri depuis longtemps. La quantité d'albumine va sans cesse en diminuant, soit : 0 gr. 60, 0 gr. 40, 0 gr. 25.

Le 30 mars : Traces d'albumine.

Le petit malade est cependant toujours pâle, il n'a plus de bouffissure, plus d'œdème des membres supérieurs, ni inférieurs. Le cœur ne présente rien d'anormal.

Examen du sang :

Globules rouges	4.650.000
Globules blancs	15.600
Polynucléaires neutrophiles.	72
Eosinophiles	1,5
Grands mononucléaires . . .	6
Moyens mononucléaires . . .	16
Lymphocytes	5

Aucune forme cellulaire anormale.

Du 1er au 30 avril : Traces d'albumine dans les urines; l'état général s'est beaucoup amélioré.

Le 12 avril : Il n'y a plus d'albumine dans les urines; plus d'œdème. Plus de bruit de galop. L'enfant est rendue à sa famille complètement guérie.

Guiard ajoute : Ce qui fait l'intérêt de cette observation, c'est le balancement existant entre les différentes infections cutanées, et la présence d'une plus ou moins grande quantité d'albumine. Chaque apparition des abcès entraînant à sa suite une crise de néphrite aiguë, se manifestant par des œdèmes, des troubles cardiaques, de la diminution dans la quantité des urines et de l'albumine en quantité variable.

Observation XXII (Duvernay) (1)

Impétigo. — Néphrite aiguë. — Anasarque — Guérison

Je suis appelé, le 25 janvier 1906, auprès du jeune René M..., qui, me dit la mère, depuis trois jours, se met à enfler

(1) Dr L. Duvernay. Communiqué à la Société des Sciences médicales, Lyon. *Lyon médical*, 25 avril 1909, T. CXII.

progressivement, au point qu'à l'heure actuelle, il ne peut entrer ni dans ses vêtements, ni dans ses chaussures; et, de fait, quand on arrive près de lui, ce qui frappe, c'est l'énorme bouffissure du visage et l'aspect « soufflé » de tout l'enfant.

Les paupières sont enflées, la paupière supérieure fait un vrai jabot sous lequel il est difficile de voir l'œil. Les joues sont bouffies. Les mains gardent l'empreinte de la pression. Les pieds et les jambes sont énormes, l'abdomen est gros; il ne semble pas y avoir d'ascite, mais la peau est œdématiée.

Le tour de taille, visible à la mesure du pantalon, a augmenté de près de 10 centimètres.

Le pouls est assez rapide et plutôt fort : P=100.

Au cœur : les bruits sont éclatants, mais il n'y a pas de galop. La pointe bat dans le quatrième espace.

Au poumon : Râles d'œdème à la base, des deux côtés.

Le foie ne semble pas augmenté de volume.

Les urines sont très rares (un bol dans la journée) et très foncées. On obtient sur les antécédents de l'enfant et l'état actuel, les renseignements suivants :

Aucun antécédent héréditaire.

Agé de 5 ans, l'enfant est très intelligent et paraît en avoir 8. Plutôt délicat de santé, il n'a néanmoins eu aucune vraie maladie antérieure; sauf la coqueluche à l'âge de 3 ans (coqueluche dont il avait entièrement guéri, d'ailleurs).

Pas de scarlatine, d'angine, de grippe infectieuse, rien qui puisse expliquer la lésion rénale que fait supposer l'examen rapide qui vient d'être pratiqué.

Il y a huit jours environ que l'enfant n'est pas bien. Mais la semaine précédente il avait eu une poussée de « croûtes » sur la figure, et précisément, à l'heure actuelle, vers l'aile du nez, à gauche et sur la lèvre supérieure, il y a encore quelques croûtes d'Impétigo.

Très surveillé, sort peu ; depuis huit jours, il ne sort pas. En tout cas, le temps était beau la semaine précédente, et l'enfant n'a pas été exposé au froid.

Enfin, renseignement qui a son importance, l'examen des urines pratiqué après la coqueluche n'avait révélé aucune trace d'albumine.

On n'avait pas attaché grande importance aux « croûtes » qui furent soignées par des compresses humides. On s'inquiéta un peu plus quand l'enfant se plaignit de lassitude et ne voulut pas manger. On le garda donc à la maison, on le purgea et on lui fit prendre du quinquina. Malgré ce traitement apparurent : du mal de tête, de la bouffissure, puis l'enflure des jambes, et depuis trois jours *des crises de dyspnée nocturne* qui empêchent le sommeil. Cette dyspnée persiste dans la journée, mais sans paroxysmes. Enfin, depuis deux jours, l'enflure prend de telles proportions qu'on vient chercher le médecin.

Pas d'état général, l'enfant n'est pas accablé et donne lui-même beaucoup de renseignements. Langue chargée. Une selle dans la journée. Pas de fièvre. D'ailleurs la mère, qui prit la température plusieurs fois ces temps passés, n'en a jamais constaté.

Traitement : Ventouses. Purgation. Lait. Eau d'Alibour diluée à 1/2 pour l'Impétigo.

Le 26 janvier : Urines toujours rares — 500 grammes bouillon de bœuf. Nombreux cylindres et globules rouges à l'examen du dépôt. Disque épais d'albumine caillebotée.

Le 27 janvier : La nuit a été meilleure. Les urines sont un peu plus abondantes (950). L'enflure diminue. Toujours assez gros disque d'albumine.

Le 30 janvier : Urines = 1.500 grammes. Disque net, mais petit, d'albumine en jeton.

L'état général est bon. L'enflure diminue. Il n'y a pas eu de crises dyspnéiques. L'impétigo disparaît presque totalement.

Le 2 février : Urines de quantité et de coloration normales. A peine un léger f ou d'albumine. L'enfant est tout à fait bien : il demande à manger autre chose que du lait, ce qui lui est accordé.

Le 12 février : Disque à peine perceptible d'albumine.

Le 27 février : Plus rien dans l'urine.

L'enfant fut revu depuis, à maintes reprises, jamais il n'a présenté d'albumine dans les urines. Jamais non plus de dyspnée d'effort et de gêne quelconque dans la marche et les mouvements.

Observation XXIII (Duvernay) (d°)

Impétigo. — Néphrite aiguë.
Anasarque. — Troubles cardio-pulmonaires. — Guérison.

Mariette P..., 7 ans. Habite le hameau de Saint-Simon. Père et mère bien portants. Un autre enfant bien portant également. Personnellement, n'a jamais été malade. Grosse et forte fille.

Il y a un mois, sans raison, brusquement, sont apparues des croûtes à la joue, au front, puis dans les cheveux. Ces croûtes étaient jaunes; quand on les ôtait, il se produisait un écoulement de sérosité et elles se reformaient de suite. Peu à peu le visage fut pris en entier. A ce moment, les ganglions cervicaux furent envahis, il y eut des « glandes », mais jamais elles ne suppurèrent.

On fit comme traitement uniquement des cataplasmes de farine de lin.

Depuis quatre ou cinq jours, l'enfant se met à enfler des jambes, puis du corps. Mais auparavant déjà, elle aurait eu depuis huit jours environ de la bouffissure de la face que les parents mettaient sur le compte des croûtes. Depuis un jour, l'enflure prend des proportions considérables, en même temps qu'apparurent des crises de *dyspnée* :

c'est pour l'enflure et la dyspnée que la mère vint chercher le médecin le 18 avril 1906.

A l'arrivée : Impétigo typique envahissant la face en entier et le cuir chevelu dans presque sa totalité. Les cheveux sont collés et forment avec les croûtes jaunes un magma assez compact. Sur la figure quelques croûtes sont jaune-clair; les autres, plus nombreuses, sont rousses. Anasarque complet : les pieds, les jambes et les cuisses gardent l'empreinte du doigt. Œdème de la paroi abdominale. Pas momentanément d'œdème des mains. Il semble que le visage soit bouffi, mais cela est difficile à apprécier à cause de l'Impétigo.

Les urines sont rares, bouillon de bœuf. Examinées quelques heures plus tard, on y trouve de nombreux cylindres et des globules rouges. Elles contiennent un disque énorme d'albumine très épaisse.

A l'examen de l'enfant, on constate un pouls assez tendu battant à 96.

Le cœur, dont la pointe bat sous la cinquième côte, présente un galop absolument net.

La dyspnée, indépendamment des crises, est continue, et néanmoins on ne trouve rien au poumon pas même d'œdème des bases.

Il n'y a pas de fièvre. L'enfant est grognon, ne sait pas répondre et se cache dans son lit.

Traitement : Purgation. Lait. Eau d'Alibour diluée en compresses pour la tête préalablement détergée de ses croûtes.

Protargol à 1/10 pour la face. En badigeonnage.

Le 20 avril : Le traitement, malgré les préventions de l'entourage qui craignait que le mal ne « tombe sur les yeux » de l'enfant, a été suivi rigoureusement.

L'Impétigo ne s'est pas reproduit, et les lésions anciennes se cicatrisent.

La dyspnée a disparu. L'œdème diminue. Les urines, plus claires, contiennent encore un disque net d'albumine.

Le 24 avril. Six jours après le début du traitement, les urines, estimées à un litre 1/2, sont claires et ne contiennent presque plus d'albumine.

Le 28 avril : Disparition totale de l'albumine. Les lésions impétigineuses sont cicatrisées. L'enfant est dans son état normal et cesse le régime lacté.

L'enfant, revu depuis, n'a jamais présenté d'albumine.

Observation XXIV (Duvernay, d°)

Impétigo. — Néphrite aiguë. — Urémie cérébrale. — Mort.

Marie E..., 7 ans. Père et mère vivants. Père bien portant. Mère de santé débile (mourut plus tard de tuberculose). Un frère et une sœur bien portants.

Personnellement, pas d'autre maladie que la coqueluche, il y a deux ans; elle eut comme complication une otite. La suppuration ne persista pas.

Etait vive, non oppressée, courait comme toutes ses camarades.

Aucune fièvre éruptive. Pas d'angine, rien qui ne puisse faire penser à une atteinte rénale antérieure.

Il y a quinze jours, presque brusquement des croûtes sont apparues au visage et à la tête. Très rapidement le cuir chevelu fut envahi tout entier.

Un confrère consulté à ce moment ordonna des cataplasmes d'amidon et une pommade au protargol.

Depuis huit jours, l'enfant jusque-là très gaie n'est pas bien, elle est lasse, s'essouffle facilement, perd l'appétit.

Depuis trois jours, elle est gravement malade : d'abord est apparu *un œdème progressif* qui a débuté par les membres inférieurs et envahi peu à peu la face et le tronc. Puis survint une *dyspnée*, très vive, presque permanente. Enfin, hier elle a eu une crise de convulsions après laquelle elle est restée hémiplégique à droite avec aphasie.

Bien qu'on ait employé les médications d'usage, l'état ne s'améliore pas, et c'est pour cela que je suis appelé en consultation le 26 novembre 1906.

A l'arrivée, la malade est dans une sorte de stupeur. Elle ne répond ni aux questions ni aux appels. Ses deux membres droits sont inertes, la face est déviée à gauche. Il y a une légère bouffissure de la face. Le front est couvert de croûtes d'Impétigo, le cuir chevelu également, mais ici il existe une véritable suppuration surajoutée et liée à l'état de malpropreté de l'enfant.

Les jambes sont enflées et l'œdème remonte à mi-cuisse.

Le pouls est très instable, battant de 30 à 37 au quart : ce qui donne de 120 à 150 par minute.

Il y a un œdème pulmonaire bilatéral, emplissant presque tout le poumon. A droite, léger épanchement pleural avec deux travers de doigt de matité à la base. Dyspnée très vive.

Le cœur est difficilement perçu à cause des bruits pulmonaires; il ne semble pas y avoir de galop.

Le foie est un peu gros et dépasse les fausses côtes d'un travers de doigt.

Urines très rares : la valeur de deux verres depuis hier. Rouge foncé, contiennent un disque épais d'albumine caillebotée.

Il n'est pas noté d'inégalité pupillaire; les deux pupilles sont petites. Il est ordonné une nouvelle purgation, des sangsues au bas des reins et des ventouses dans le dos.

Comme boisson, un peu d'eau ou de tisane diurétique et une potion de chloral.

A 9 heures 1/2 du soir : Nouvelle crise convulsive, moins forte que la veille.

La respiration reste précipitée toute la nuit malgré les révulsifs.

Le 22 novembre : Urines toujours aussi rares. Dyspnée vive; état comateux.

Meurt à 11 heures du matin.

OBSERVATION XXV (Résumée) (1)

Impétigo et albuminurie grave (H. MALHERBE).

Enfant de 4 ans 1/2, présentait depuis trois mois un Impétigo disséminé, mais discret.

Depuis quelques jours, l'enfant se réveille avec une figure enflée et n'urine presque plus. L'examen de 200 grammes d'urine émise par l'enfant dans les dernières 24 heures, montre un liquide excessivement trouble, de couleur rouge brunâtre, contenant 4 gr. 50 d'albumine, des cristaux de sels, des tubes muqueux, des globules blancs et des hématies; celles-ci en très grand nombre. Sous l'influence du régime lacté et d'un traitement approprié, cette néphrite disparaît progressivement et l'enfant se rétablit. Cependant, d'après les dernières nouvelles, son urine offre encore de temps à autre des traces d'albumine.

OBSERVATION XXVI (Inédite) (2)

Georges-Hubert B..., 2 ans. Entre à l'hôpital le 5 février 1901.

Antécédents héréditaires : Père mort d'une cyrrhose alcoolique. Mère bien portante. Les parents ont eu cinq enfants. Les deux premiers sont morts de convulsions. Le plus jeune de ces enfants était soigné pour Impétigo,

(1) H. MALHERBE. *Gaz. méd. de Nantes*, 1909, n° 45, p. 945.

(2) Dûe à l'obligeance de Monsieur le Professeur CARRIÈRE.

conjonctivite et otorrhée quand Georges est entré dans le service.

Antécédents personnels : L'enfant est né à terme, accouchement normal. Nourri au sein maternel pendant un an, irrégulièrement. Il a eu sa première dent à 6 mois. Il a marché à 8 mois. Il a eu la rougeole à un an avec ophtalmie purulente.

Depuis huit jours, l'enfant présente une éruption pour laquelle on l'amène à l'hôpital le 5 février 1901.

Etat actuel : Aspect normal. Bien constitué. Fontanelles normales. Un léger chapelet costal constitue le seul signe de rachitisme.

Adénopathie inguinale et axillaire légère, adénopathie aiguë, douloureuse, sous-maxillaire. Teint pâle. Lèvre supérieure saillante. Opacité de la cornée de l'œil droit. Conjonctivite subaiguë de l'œil gauche.

Au niveau des lèvres et du pavillon de l'oreille droite, une éruption très classique d'Impétigo aigu. Au niveau du cuir chevelu, croûtes impétigineuses, mélitagreuses, disséminées. Au niveau de la joue, quelques éléments primitifs (papulo-vésiculeux). Traces de grattage. Tourniole à l'index droit. Pas de troubles digestifs. Le foie déborde de deux travers de doigt. La rate est percutable. Rien du côté des appareils circulatoire et respiratoire, ni du côté du système nerveux.

L'analyse des urines est négative. Pas de fièvre.

Examen du sang :

Polynucléaires	82 %
Lymphocytes	10 %
Mononucléaires	8 %
Eosinophiles	2 %

Streptococcie (frottis et culture).

Examen du contenu de la vésicule primitive : Présence de streptocoques (frottis et culture).

Traitement : Cataplasmes de fécule. Lavages avec eau oyxgénée à 2/10. A l'intérieur deux cuillers à café d'huile de foie de morue.

Le 7 février : Etat stationnaire.

Le 10 février : Amélioration légère, tendance à la cicatrisation. L'examen des urines est négatif.

Le 15 février : Léger mouvement pyrétique (38°5), coïncidant avec une poussée éruptive du front.

Le 16 février : Température : 38°. L'éruption occupe tout le front. L'enfant a mal dormi. Crie sans cesse. Il présente une légère bouffissure des paupières. Les urines contiennent de l'albumine.

A l'examen on ne trouve pas de troubles digestifs. Le foie déborde de trois travers de doigt. La rate est percutable.

Rien au cœur, rien aux poumons (40 respirations; 124 pulsations). Aucun phénomène nerveux. Pas d'ascite. Rien à la gorge.

La palpation des reins ne donne pas d'augmentation appréciable, mais fait crier l'enfant.

Examen de l'urine : Quantité : 150 gr. (obtenue avec difficulté, l'enfant ayant souillé deux fois ses langes). Coloration foncée, dépôt abondant.

Albumine : 2 gr. 20 ‰ cylindres leucocytaires, épithéliaux, granuleux, quelques hématies disséminées. Leucocyturie.

Urée : 8 ‰. *Chlorure de sodium* : 0 gr. 50 ‰.

Dépôt : Streptocoques nombreux.

L'urine recueillie aseptiquement, ensemencée sur bouillon, donne une culture de streptocoques et de colibacille.

Traitement : Régime lacté absolu. Cataplasmes de fécule, sur les plaques éruptives. Compresses d'eau d'Alibour diluée. Pâte à l'oxyde dezinc.

Le 17 février : L'éruption est très améliorée. Plus de croûtes. Tendance à la cicatrisation. Albumine : 0 gr. 50. La cylindrurie persiste. La quantité d'urine obtenue a été de 275 grammes.

Le 19 : Amélioration considérable de l'Impétigo .La température est normale. Albumine : 0 gr. 50. Les cylindres sont exclusivement granuleux. Il n'y a plus de leucocyturie.

Le 24 février : Les placards impétigineux sont guéris. L'enfant paraît en bon état, n'a plus de bouffissure. Albumine : 0 gr. 50 et cylindres granuleux.

Le 6 mars : Bon état général. Plus d'éruption. Albumine : 0 gr. 25. Quelques rares cylindres.

Le 10 mars : Traces indosables d'albumine; ni cylindres, ni leucocyturie.

Le 15 mars : Même état.

Le 20 mars : Urines normales.

L'enfant revu un mois après, à la consultation, n'a plus d'albumine, et n'a plus eu d'éruption.

Observation XXVII (Inédite) (1)

Mathilde D..., 5 ans. Entrée à l'Hôpital le 5 janvier 1901.

Antécédents héréditaires : Père vivant, bien portant. Alcoolique. Mère vivante, sans tares.

Six frères morts en bas âge. Trois de croup. Trois de convulsions. Un frère de 7 ans, bien portant.

Antécédents personnels : Nourrie au sein maternel régulièrement. A marché à 22 mois, parlé à 20 mois. Première dent à 22 mois. Dentition difficile. N'a eu aucune maladie infectieuse.

(1) Due à l'obligeance de M. le professeur Carrière.

Il y a quatre mois, elle a eu une éruption analogue à celle qui l'a fait entrer à l'Hôpital, avec suppuration du cuir chevelu.

L'enfant a été traitée à ce moment à la consultation pour un Impétigo classique. On n'a trouvé aucun signe somatique. L'examen des urines a été négatif à cette époque. A ce moment le corps a été pris. Traitée par des cataplasmes, l'eau d'Alibour diluée, pâte à l'oxyde de zinc, l'enfant a guéri.

Depuis cinq jours, l'enfant présente une nouvelle poussée éruptive. Elle entre à l'Hôpital.

Le 5 janvier 1901 : On trouve alors des plaques d'Impétigo en arrière de l'oreille, aux deux commissures labiales. Une au niveau de la face antérieure de l'abdomen ; une au pied gauche.

Eruption classique constituée par croûtes irrégulières, de coloration jaune, suintantes.

L'enfant présente une grosse adénopathie cervicale, bilatérale, inguinale et axillaire. Chapelet costal. Thorax en entonnoir. Dentition normale. Amygdales un peu grosses. Langue sale. Rien aux poumons, rien au cœur. Foie normal, rate normale. Température normale.

Examen des urines : Quantité en 24 heures : 300. Urine foncée, dépôt abondant.

Urée :	8 gr.	pour 24 heures
NaCl :	1 gr.	— —
Album.	1 gr. 25	— —

Cylindrurie épithéliale et granuleuse. Hématies.

Les frottis du dépôt montrent de nombreux streptocoques associés à des staphylocoques. L'ensemencement des urines donne également des staphylocoques et des streptocoques. Le liquide qui suinte des plaques impétigineuses examiné par frottis et ensemencé donne staphylocoques et streptocoques.

L'Examen du sang révèle : Leucocytose (13.820) :

Polynucléaires.	78 %
Lymphocytes	12 %
Mononucléaires	10 %
Eosinophiles	1 %

Diagnostic : Eruption impétigineuse. Néphrite.

Traitement : Régime lacté. Calomel : 0 gr. 01 matin et soir. Grands bains à l'amidon. Cataplasmes émollients. Pansements à l'eau oxygénée dédoublée. Pâte à l'oxyde de zinc.

Le 10 janvier : Amélioration rapide des placards éruptifs. La température est normale. Le taux des urines est remonté à 550 grammes.

Albumine : 0 gr. 50; cylindres plus rares.

Le 21 janvier : L'éruption est guérie. Traces indosables d'albumine.

Le 29 janvier : Rechute. Trois placards éruptifs très larges au niveau des joues et du front. Température normale. Quantité des urines : 480 grammes. Albumine : 1 gr. 75. Nombreux cylindres granuleux et épithéliaux. Hématies. Reprise du traitement.

Le 5 février : Guérison des placards éruptifs. Taux des urines : 600 grammes. Traces indosables d'albumine. Plus de cylindrurie.

Le 10 février : Guérison complète de l'Impétigo. Taux de l'urine : 650 grammes. Ni albuminurie, ni cylindrurie.

Le 31 mars : L'enfant revue à la consultation est complètement guérie de son impétigo. Il n'y a plus rien dans les urines.

Observation XXVIII (Inédite) (1)

Octavie R..., 6 ans 1/2, entre à l'Hôpital le 8 juillet 1903.

Antécédents héréditaires : Père et mère bien portants. Ont eu douze enfants. Six sont morts, de croup, diarrhée, convulsions et d'infections inconnues. La mère n'a jamais fait de pertes.

Antécédents personnels : L'enfant est née à terme, nourrie au sein maternel, mais irrégulièrement. A marché à 2 ans. A parlé tard, a eu une dentition tardive.

L'enfant a été bien portante jusqu'en juillet 1903. A cette époque, elle présenta une éruption d'Impétigo classique des lèvres, des narines, du front, du cuir chevelu, pour laquelle on l'amène à la consultation. A part cette éruption on ne trouve rien d'anormal. Les urines ne renferment aucun élément pathologique.

Le 8 juillet, on l'amène à l'Hôpital parce qu'elle a les yeux bouffis et les jambes enflées. Son caractère a changé. Elle est triste et mélancolique. Elle souffre de céphalée frontale, de vertiges. Elle a un brouillard devant les yeux. Le soir elle est très fatiguée et a des crampes douloureuses dans les membres inférieurs le soir et le matin.

Etat actuel : Enfant d'apparence normale. Ayant la face bouffie, présentant des placards d'Impétigo classique, moins étendus qu'à sa venue à la consultation et localisés au niveau des narines, des lèvres et du menton. Ses muqueuses sont un peu pâles.

Adénopathie sous-maxillaire et cervicale, bilatérale. Pas de stigmates de Rachitisme ancien.

Aux membres inférieurs : œdème blanc, remontant

(1) Due à l'obligeance de M. le professeur Carrière.

jusqu'au tiers inférieur des cuisses. Tourniole de l'index droit et du pouce gauche.

Pharynx normal, appareil digestif normal. Foie et râte normaux. Rien aux poumons. Pouls tendu (86), avec bruit de galop et accentuation du deuxième bruit. Rien au système nerveux. La région lombaire est douloureuse. La palpation des reins est douloureuse, avec défensé de la paroi.

Examen des urines : 500 grammes en 24 heures. Albumine : 2 grammes.

Cylindres épithéliaux et quelques cristaux d'urates,

Urée : 7 gr. en 24 h.; NaCl=2 gr. 20.

L'examen du frottis du dépôt de centrifugation donne streptocoques et staphylocoques.

L'examen du sang montre une leucocytose prononcée : (21.000).

Polynucléaires	80 %
Lymphocytes	15 %
Mononucléaires	5 %
Eosinophiles	0,8 %

Diagnostic : Néphrite aiguë consécutive à un Impétigo.

Traitement : Régime lacté absolu. Ventouses lombaires. Cataplasmes émollients sur les plaques. Compresses d'eau d'Alibour diluée. Pâte à l'oxyde de zinc.

15 juillet : L'œdème des membres inférieurs a disparu. L'enfant va mieux. Les paupières sont moins œdématiées. La céphalée frontale a disparu. L'enfant a l'air plus éveillé. N'a plus de brouillard devant les yeux. Plus de vertige.

Examen de l'urine : Quantité en 24 heures : 800 grammes. Albumine : 0 gr. 80. Cylindrurie.

Le 20 juillet : L'enfant va de mieux en mieux. Les œdèmes ont disparu, ainsi que les placards éruptifs. L'enfant est moins lasse.

Albumine : 0 gr. 50. Plus de cylindres.

Le 24 juillet : Etat général excellent.

Taux de l'urine : 850 grammes. Albumine : 0 gr. 20 par litre. Pas de cylindres. On essaie d'ajouter au lait un peu de pain, l'albumine n'augmente pas.

Le 30 juillet : On redonne l'alimentation normale. L'albumine remonte à 0 gr. 50, mais pas de cylindres. L'enfant éprouve quelques crampes musculaires la nuit. On reprend le régime lacté.

Le 2 août : Quantité minime d'albumine, plus de cylindres.

Le 10 août : Alimentation normale. Plus d'albumine plus de cylindres.

Revue le 4 octobre, cet enfant a un très bon état général. Plus d'albumine.

Observation XXIX (Inédite) (d°)

Laure D..., 10 ans. Entre le 20 mars à l'Hôpital.

Antécédents héréditaires : Père fatigué; mère bien portante, a eu sept enfants, sans perte. Un enfant est mort de la rougeole.

Antécédents personnels : Née à terme. Nourrie au sein maternel seize mois. Dentition normale. Marche normale, parole normale. N'a eu aucune maladie.

Il y a trois semaines, elle vint à la consultation pour Impétigo du cuir chevelu. Elle n'avait aucun organe malade pas d'albumine dans les urines; on lui appliqua le traitement habituel.

Il y a cinq jours, se manifesta une nouvelle éruption du cuir chevelu, avec gonflement des pieds et des paupières.

Elle entre le 20 mars à l'Hôpital.

Etat actuel : Enfant d'apparence normale. Présentant de la bouffissure des paupières et de l'œdème des membres inférieurs remontant jusqu'à mi-cuisse. On trouve quelques petits éléments impétigineux sur la face, et un Impétigo généralisé du cuir chevelu.

La température est de 37°8. Pas de troubles digestifs, ni respiratoires. La matité pré-cordiale est augmentée; impulsion cardiaque forte avec bruit de galop. Le foie déborde de deux travers de doigt le rebord costal, la rate est normale. Abdomen normal. Palpation des reins indolore, sans augmentation de volume. Aucun symptôme nerveux. Pas de crampes, de doigt mort, ni de vertiges : céphalée légère, quelques brouillards devant les yeux.

Examen des urines : Quantité des 24 heures : 600 grammes. *Albumine* : 2 gr. 75; *cylindres* épithéliaux et leucocytaires. *Urée* : 5 gr. *NaCl* : 1 gr. L'examen du culot de centrifugation, montre des streptocoques par frottis et ensemencement. Le liquide extrait des bulles contient des streptocoques (frottis et ensemencement).

Traitement : Régime lacté. Tannin : 1 gr. 50; 2 gr. de lactate de strontium. Cataplasmes émollients. Eau d'Alibour à 1/15. Pâte à l'oxyde de zinc.

Le 21 mars : Urine : 1.000 gr. Albumine : 1 gr. 50. Cylindrurie. Pas de température (37°).

Le 23 mars : Amélioration considérable de l'Impétigo. Urine, quantité des 24 heures : 1.200 grammes.

Albumine : 1 gr. 60. Cylindres épithéliaux. Les œdèmes s'atténuent.

Le 25 mars : L'Impétigo est en voie de guérison. Urine : 4 litres. 0 gr. 25 *d'albumine*; *urée* : 10 gr.; NaCl : 6 gr. Pas de cylindres.

Le 28 mars : Urines : 2 litres. Traces infimes d'albumine. Plus de cylindres. Disparition des œdèmes. Les placards impétigineux s'atténuent.

Le 4 avril : Urine 1.500 cc.; albumine : traces. Plus de cylindres.

Le 15 avril l'enfant sort guérie. Ses urines sont normales.

OBSERVATIONS XXX ET XXXI (Inédites) (1)

K..., Georges, 4 ans 1/2.

Antécédents héréditaires : Père goutteux et arthritique. Mère bien portante. Une sœur bien portante.

Antécédents personnels : Enfant d'un développement normal. N'a jamais été malade.

Cet enfant va passer tous les ans ses vacances en Alsace et a toujours fait à cette époque des manifestations impétigineuses, dont le diagnostic a été confirmé par un spécialiste de Mulhouse.

En septembre 1910, l'enfant a été amené comme d'habitude en Alsace et il a fait à ce moment une violente éruption d'Impétigo, surtout localisée à la face et au cuir chevelu. Cet Impétigo a été fébrile. Nous n'avons pas eu sous les yeux la courbe de température, elle s'est élevée jusqu'à 38°5 et 38°7 pendant plusieurs jours.

Sur ces entrefaites, l'entourage a constaté chez l'enfant de la bouffissure des paupières, de la céphalée, des vomissements.

Le médecin traitant a noté une anurie presque complète, et la présence d'une quantité d'albumine de 2 grammes.

On a traité l'Impétigo, selon les règles ordinaires. Compresses émollientes, eau oxygénée, pâte à l'oxyde de zinc. On a mis l'enfant au régime lacté absolu. La fièvre est rapidement tombée. Le taux de l'albumine a baissé, et l'enfant a pu revenir à Roubaix, où M. le professeur CARRIÈRE l'a vu en consultation avec M. le docteur BUTRUILLE père, en octobre.

Etat actuel : C'est un bel enfant, vigoureux, robuste, un peu pâlot. Ne présentant pas de réactions lymphatiques ni de stigmates de rachitisme.

(1) Due à l'obligeance de M. le professeur CARRIÈRE.

Rien à noter du côté du tube digestif, ni des appareils circulatoire et respiratoire. Foie normal. Rate normale. La peau est, à l'heure actuelle, en bon état; on ne trouve que quelques cicatrices de l'Impétigo. Les dents sont saines, les amygdales normales. Pas de végétations adénoïdes.

On ne sent pas les reins, leur palpation n'est pas douloureuse.

Examen des urines : Volume : 1.000. Dépôt nul avant la centrifugation. Léger après. *Réaction* légèrement acide. *Densité* : 1.012.

Albumine : 0 gr. 50. *Urée* : 14,76. *Acide urique* : 0 gr. 48. *Phosphates* : 1 gr. 57. *NaCl* : 2 gr. 80.

Urates et phosphates amorphes, quelques cylindres hyalins.

L'enfant est mis au régime déchloruré, au repos absolu, aération indirecte de la chambre, frictions alcooliques générales, quotidiennes.

On lui donne 0 gr. 80 de lactate de strontium.

Le 21 novembre : Une analyse de l'urine est refaite; elle ne contient pas d'albumine.

Le 2 février 1911 : L'enfant est revu bien portant, ayant repris l'alimentation habituelle.

K..., Madeleine, sœur du précédent, 3 ans 1/2.

Antécédents personnels : Passé pathologique vierge. A été nourrie par sa mère. Enfant de développement normal. N'avait jamais eu d'Impétigo jusqu'en septembre 1910. A ce moment, étant avec son frère, elle fait comme lui de l'Impétigo étendu de la face. Cet Impétigo a été fébrile. Cette enfant n'a pas présenté des phénomènes de néphrite; mais en même temps qu'on examinait les urines de son frère, on a examiné les siennes et on y a trouvé 0 gr. 90 d'albumine. On la met au même traitement que son frère, et elle revient à Roubaix en même temps que lui.

M. le Professeur CARRIÈRE la voit en ce moment en consultation avec M. le docteur BUTRUILLE.

C'est une belle enfant, vigoureuse, sans aucune tare rachitique, ne présentant que des traces cicatrisées de son éruption impétigineuse, et à ce moment rien à noter du côté d'aucun organe. Les reins ne sont pas palpables.

Examen de l'urine : Quantité en 24 heures, un litre. *Albumine* 0 gr. 25. *Urée* : 13 gr. 68. *Acide urique* : 0,58. *Acide phosphorique* : 1 gr. 50. *NaCl* : 3 gr. 04.

Dépôt d'urates et phosphates amorphes. Quelques cylindres hyalins.

Elle est mise au même régime que son frère. Revue le 21 novembre, les urines ne contiennent plus d'albumine.

Revue le 2 février 1911, elle est bien portante. Les urines sont normales.

OBSERVATION XXXII (Inédite) (1)

François L..., 4 ans.

Antécédents héréditaires : Père herpétique. A eu un eczéma des nouveau-nés. Mère bien portante, antécédents goutteux. Elle a eu neuf enfants. Le deuxième, le septième, le huitième et le neuvième ont fait de l'eczéma de 3 à 10 mois.

Antécédents personnels : Né à terme, accouchement normal suivi d'une salpingo-ovarite de la mère, avec fièvre et septicémie, guérie par un abcès de fixation. L'enfant a eu quatre nourrices, son développement a été difficile, sans cependant avoir présenté d'accidents pathologiques.

Amené le 20 janvier 1907, dans le cabinet de M. le Professeur CARRIÈRE, pour vomissements fréquents, hoquet, bouffissure matinale des paupières. Est triste et grognon.

(1) Due à l'obligeance de Monsieur le Professeur CARRIÈRE.

Ces accidents ont commencé il y a huit jours. Depuis quinze jours, l'enfant présente un Impétigo classique du front, des narines, des lèvres et du menton. Deux tourniols, l'une à l'index droit, l'autre à l'annulaire gauche.

L'enfant est délicat et un peu maigre. Retentissement ganglionnaire assez prononcé, sous-maxillaire et cervical; quelques-uns de ces ganglions sont douloureux.

Rien à noter du côté des membres ni du tronc. Langue un peu sale.

Rien au cœur, ni aux poumons. Râte et foie normaux. Reins ni douloureux, ni volumineux.

Les urines sont peu abondantes : 300 à 350 grammes en moyenne. Elles sont épaisses, foncées, mais sans hématurie.

L'examen d'un élément primitif d'Impétigo a donné du streptocoque pur. L'analyse des urines a porté sur deux échantillons : l'un du matin, l'autre du soir. Le matin, albumine : 0 gr. 90; le soir : 1 gr. 20. Ces deux échantillons renferment des cylindres épithéliaux et granuleux, et quelques hématies. 6 gr. 20 d'*urée*; 1 gr. 80 de *NaCl*; 0 gr. 80 de *phosphates*; 0 gr. 10 d'*acide urique*. L'enfant était au régime du bas beurre.

L'urine recueillie aseptiquement dans la vessie a donné du streptocoque pur en cultures et en frottis.

Nous concluons à une néphrite impétigineuse et lui ordonnons le traitement suivant : Cataplasmes émollients sur les placards impétigineux, compresses d'eau d'Alibour à 115°. Pâte à l'oxyde de zinc.

Régime : Farineux à l'eau.

L'enfant est revu le 5 février. L'Impétigo est considérablement amélioré, il ne reste plus que quelques placards au niveau des narines et des lèvres. Il digère bien, ne vomit plus. Plus de bouffissure. L'urine donne comme quantité totale : 600 grammes. Celle du matin contient 0 gr. 15 d'albumine; celle du soir : 0 gr. 90. Présence de cylindres. Continuation du régime.

Le 14 février : L'éruption est disparue.

Quantité de l'urine : 700. Albumine : le matin, 0; le soir, 0 gr. 50. Très rares cylindres épithéliaux et granuleux.

L'enfant est laissée au régime végétarien, féculents et compotes. Frictions alcoolisées. Repos absolu au lit. On donne chlorure de calcium : 0 gr. 50 par jour.

Le 4 mars : L'Impétigo est guéri. Les urines ne renferment ni albumine, ni cylindres.

Le 4 avril : Même situation.

L'enfant, revu depuis à différentes reprises, n'a plus jamais eu d'albumine.

Il a fait, depuis, la fièvre scarlatine sans albuminurie.

CHAPITRE III

ÉTIOLOGIE — PATHOGÉNIE

A. ÉTIOLOGIE

Fréquence générale des Néphrites au cours de l'Impétigo. — Avant de commencer l'analyse de ces observations, une première question se présente à nous : Quelle est la fréquence générale des néphrites au cours de l'Impétigo ?

Nous essaierons de répondre à cette question sans toutefois conclure d'une façon formelle, car les chiffres sur lesquels nous pourrons nous appuyer, ne représentent pas un nombre assez considérable de cas, pour le faire avec l'exactitude désirable.

Sur 304 cas d'Impétigo vrai que nous avons relevés, sur les observations recueillies dans la clinique infantile de 1900 à 1906, et dans les observations personnelles de M. le professeur Carrière, sept seulement ont entraîné des complications rénales, nettement attribuables à l'infection impétigineuse.

Explication de la rareté relative de la Néphrite impétigineuse. — Cette faible proportion de complications viscérales, causées par une affection qui entame le revêtement cutané, et met à nu les voies d'absorption de l'épiderme et du derme, les capillaires lymphatiques et sanguins, exposant ainsi l'organisme à la pénétration des agents pathogènes, est pour étonner au premier abord. Cette rareté s'explique par les raisons suivantes :

1° *Action mécaniquement expulsive du suintement purulent.* — Cette hypothèse a été émise par GUINON, et a sa valeur. On comprend, en effet, que cette suppuration qui s'exerce en permanence au niveau des placards impétigineux entraîne avec elle les germes pathogènes.

2° *Action bactéricide probable* de cette suppuration, due à la réaction de l'organisme, contre les toxines sécrétées par les microbes.

3° *Action phagocytaire* qui s'établit au niveau de la vésicule et dont on retrouve les traces dans l'examen de son contenu.

4° *Rôle des ganglions et des adénopathies d'arrêt.* — Enfin, combien plus réel et plus efficace nous semble devoir être le rôle joué par les ganglions et les adénopathies d'arrêt.

Si nous nous reportons aux observations, nous y voyons que l'adénopathie ne manque jamais, et est souvent considérable sinon douloureuse. Et, fait qui nous prouve son action véritablement défensive, c'est que, sauf pour l'observation VIII, jamais elle n'est suppurée.

Mais, malgré cette défense de l'organisme, il est probable que la fréquence des complications rénales est beaucoup plus grande que nos chiffres ne l'indiquent. Car, si la néphrite est légère, et non traduite par de grands symptômes, elle peut passer inaperçue. Dans ces conditions, il est possible qu'on trouve là l'origine de certaines néphrites, et il serait intéressant de rechercher dans le passé pathologique de certains albuminuriques, de certains Brightiques, si ces derniers ont été atteints d'Impétigo dans leur jeune âge, et la fréquence de ce fait.

Pour notre part, nous avons passé en revue vingt-huit cas de ce genre recueillis dans les observations de la pratique de M. le professeur Carrière et n'y avons pas trouvé mention d'Impétigo dans les antécédents des sujets, soit qu'ils n'en aient pas été atteints en réalité, soit qu'on ait omis de les interroger sur ce point.

Influence de la localisation de l'Impétigo. — La localisation de l'Impétigo qui se présente le plus souvent dans les observations que nous avons relevées est d'abord celle qui a son siège au cuir chevelu, et si, dans le plus grand nombre des cas, l'étendue des placards impétigineux est considérable, dans d'autres de peu d'étendue (obs. I, VIII, XI, XIII), des complications rénales graves ont cependant été constatées.

La localisation la plus fréquente, après la précédente, est celle de la face.

Les observations VII, XIV signalent une localisation aux membres; l'observation XXVII nous la signale à l'abdomen et aux membres.

Influence de la Variété de l'Impétigo. — En général, nous avons eu affaire à de l'Impétigo pur ne résistant pas à la première application du traitement habituel. Cependant, les observations IV, XIV, XVI, XX sont de forme prolongée. L'oservation VII est de forme généralisée. Enfin, dans les observations XII, XX, XXIV, nous trouvons de l'Impétigo infecté.

Épidémies de Néphrites impétigineuses.— Il est deux cas d'Impétigo compliqué de néphrite sur lesquels nous croyons devoir attirer l'attention. Ce sont ceux qui font l'objet de l'observation XXX, XXXI. Dans ces observations, nous voyons un frère aîné, Georges K..., 4 ans et demi, qui n'a jamais été malade, mais qui est sujet à des attaques d'Impétigo saisonnier depuis son plus jeune âge. Il fait, en septembre 1910, une violente éruption impétigineuse, bientôt suivie d'une néphrite aiguë. A la même époque, sa jeune sœur âgée de 3 ans et demi, de bonne santé antérieure, qui n'a jamais eu d'Impétigo, est contagionnée et fait un Impétigo fébrile, étendu de la face; sans présenter de phénomènes cliniques traduisant l'existence de la néphrite. L'urine contient de l'albumine et des cylindres hyalins.

Nous rapprochons ce cas de contagion, de celui rapporté par Félici, dans les *Archives Italiennes de Pédiatrie*, 1892, et que nous avons reproduit dans l'historique; et de celui signalé par Mme Nageotte-Wilbouchiwitch à la Société de Pédiatrie (1)

Observation XXXIII

L'Impétigo semble avoir été, chez deux enfants que je viens d'observer, la porte d'entrée d'une légère néphrite avec albuminurie.

Un garçon de 8 ans commence par avoir quelques boutons d'Impétigo, autour des narines, et cette éruption s'accompagne d'un peu de fièvre et de courbature; les boutons se sont ensuite disséminés sur les mains et les jambes où il apparaissait un bouton suppuré à chaque égratignure; cet état a duré une quinzaine de jours, jusqu'à ce que des pansements mieux faits aient mis fin à l'infection de la peau.

La sœur de cet enfant, âgée de 9 ans, eut les mêmes boutons, quelques jours après son frère, à la face et aux mains; au bout de huit jours, elle eut une vulvite violente, et de l'Impétigo aux lèvres. Trois semaines plus tard, quand tout fut guéri, la mère s'aperçut que l'urine de la fillette moussait fortement; elle l'examina à l'aide de la liqueur d'Esbach, et trouva 1 gr. d'albumine par litre. Cette proportion alla diminuant, elle est à peine dosable actuellement, six semaines après le début.

L'urine du garçon vient d'être examinée seulement maintenant; elle est albumineuse nettement, mais dans une proportion inférieure à 0 gr. 25.

Le diagnostic d'Impétigo a été porté par le médecin du village suisse où la famille villégiaturait et où cette affection cutanée n'est pas rare.

(1) Nageotte-Wilbouchiwitch. *Bulletin de la Société de Pédiatrie*, n° 7, octobre 1906 (à la suite de la Communication de Guinon et Pater).

Les enfants n'étaient pas albuminuriques il y a un an : ce dont on s'était assuré au cours et à la suite de maladies fébriles qu'ils avaient eues (rougeole, otite, mastoïdite trépanée).

Le père de ces enfants est gravement albuminurique depuis sa jeunesse.

Que penser de ces cas de contagion avec complications rénales. Incriminerons-nous la plus grande virulence du microbe ? ou un autre élément plus important peut-être : le terrain ? Que voyons-nous, en effet, dans les antécédents héréditaires de ces enfants ? Dans le cas rapporté par Mme NAGEOTTE, le père est albuminurique depuis sa jeunesse, dans l'observation XXX, XXXI : le père est arthritique et goutteux. Avec de tels antécédents héréditaires, nous sommes fondés de supposer que les reins de ces enfants étaient tout disposés à offrir une résistance bien réduite à l'infection !

Recherche des causes prédisposantes. — Pour vérifier cette hypothèse, recherchons donc si les enfants atteints de néphrite impétigineuse offraient un terrain prédisposé à cette complication.

Antécédents héréditaires. — Nous voyons tout d'abord que, dans un tiers des cas relatés dans les observations précédentes, les sujets ont des parents exempts de tares. Ceux qui ont un passé héréditaire représentent donc les *deux tiers des cas*. Soit 4 fois l'alcoolisme paternel, *l'albumine dans 3 cas, trois fois l'arthritisme et la goutte*. La tuberculose dans deux cas. Enfin, la bronchite chronique, l'eczéma, maladie de la moelle?, gastralgie, herpès, surmenage chacun respectivement dans un cas.

Nous pourrons donc en conclure que les complications rénales au cours de l'Impétigo s'observent surtout chez les sujets à antécédents héréditaires chargés (65 %). Mais que l'on peut les observer aussi chez des enfants auxquels leurs parents n'ont légué aucune tare héréditaire et ceci dans la population de 35 %.

Antécédents personnels. — Avant d'aborder cette question, nous ferons remarquer que toutes les observations figurant dans cette thèse, établissent l'intégrité rénale des sujets avant l'éruption impétigineuse cause des complications, de même que l'absence de rachitisme et de tuberculose.

Dans 13 observations, les sujets n'ont eu aucune maladie de l'enfance, soit 40,6 %. Neuf enfants ont eu des poussées impétigineuses antérieures. Nous relevons enfin cinq cas de coqueluche, six cas de rougeole, trois de broncho-pneumonie, deux bronchites, une fièvre typhoïde, une ophtalmie purulente. Chez huit sujets, enfin, on a mentionné la présence de poux et et de lentes.

Ici encore, considérant même comme probable que les maladies infectieuses de l'enfance laissent le rein dans un état de débilité, ne se traduisant pas par des symptômes apparents; la faible proportion de sujets ayant été atteints de ces maladies, par rapport au grand nombre de cas où le passé pathologique était vierge, nous incite à conclure qu'elles sont loin d'être indispensables à la production de complications rénales dans l'Impétigo.

Rôle de l'alimentation. — La qualité et la nature de l'alimentation antérieure ont-elles pu jouer un rôle prédisposant à la production de ces complications ? Nous ne le croyons pas. En effet, dans les 18 observations qui font mention de l'alimentation, nous n'en trouvons que deux où elle a été mauvaise; deux enfants ont été nourris au biberon, deux au sein d'une mercenaire. Douze, par contre, ont été nourris d'une façon satisfaisante au sein maternel, ce qui nous donne une proportion :

Mauvaise alimentation . .	11,11 %
Biberon	11,11 %
Nourrice	11,11 %
Sein maternel	66,66 %

Rôle des saisons. — Un point intéressant était à élucider. A quelle époque de l'année ces complications se produisent-elles ? et leur prédominance en hiver ne les ferait-elle pas rentrer dans la catégorie des néphrites « a frigore » ? Cette hypothèse n'a pas été confirmée. En effet, nous trouvons que 12 cas se sont produits en hiver (soit 38,7 %), huit en automne (soit, 25,81 %), trois au printemps (soit 9.68 %), huit en été (soit 25,81 %). Ce qui nous donne 64,51 % des cas pendant la saison froide, et 35.49 % pendant la bonne saison. — Ceci nous invite à conclure que le froid peut avoir une certaine influence adjuvante à la production de la complication rénale, mais que son action est loin d'être indispensable, puisqu'elle ne peut être invoquée dans 35,49 % des cas.

Influence de l'âge des enfants. — Nos observations nous montrent que la néphrite impétigineuse se déclare à tous les âges de l'enfance. Et si nous trouvons une légère prédominance à la quatrième année (6 cas), nous en trouvons 4 cas chez des enfants de 7 ans, et autant chez des enfants de 12 ans. Puis, 3 de deux ans, 3 de trois ans, 2 de cinq ans, 2 de huit ans, de dix ans, de treize ans; enfin, un de dix-huit mois, de six ans, de neuf ans.

Influence du sexe des enfants. — Nous devons faire remarquer que cette affection prédomine singulièrement chez les petites filles (24 cas, contre 7 chez les garçons : soit 77,42 % d'une part et 22,58 % d'autre part). Ceci trouverait peut-être son explication dans les cas où l'infection débute par le cuir chevelu, par ce fait que les soins de propreté sont assez négligés dans le peuple, et que la chevelure de ces fillettes cache souvent un cuir chevelu tout prêt à prendre l'infection. Indépendamment de cette explication, nous n'en voyons pas d'autre, qui puisse nous satisfaire, pour expliquer une telle prédominance de l'infection chez les petites filles.

B. PATHOGÉNIE

1° Rôle du fonctionnement de la peau. — La première idée qui vient à l'esprit en présence de ces complications rénales, c'est de se demander si la dermatose atteignant la peau dans son intégrité, le fonctionnement de cette dernière ne s'en trouve pas diminué? et jusqu'à quel point l'intoxication qui en résulte peut retentir sur le rein ?

Cette cause joue peut-être un rôle important dans l'eczéma généralisé, dans lequel l'expérience du chien vernissé se trouve presque reproduite; mais dans nos cas d'Impétigo, souvent localisés à une partie de la face ou du cuir chevelu, elle ne peut être raisonnablement invoquée.

2° Théorie de la Métastase.— Nous répondrons de même à la théorie de la métastase, qui ne peut concerner nos cas bien localisés d'Impétigo.

3° Rôle de la concentration urinaire. — Nous avons réservé l'observation que nous publions ci-après, qui ne rentre pas dans la catégorie des néphrites impétigineuses. Mais nous avons tenu à la rapporter, car elle est curieuse et un peu paradoxale : puisqu'elle concerne le cas d'un enfant chez qui l'Impétigo se généralise d'une façon inquiétante, et chez qui, à ce moment où le fonctionnement de la peau était presque absolument supprimé, la quantité d'urine diminua dans des proportions notables au lieu d'augmenter. Elle montre, enfin, qu'il est possible que la concentration moléculaire joue un rôle dans la genèse de la néphrite; mais nous n'avons aucune preuve que dans l'Impétigo localisé on trouve la même concentration moléculaire.

Observation XXXIV

Jules M..., 4 ans.

Père bien portant. Mère bien portante. Né à terme. Nourri dix mois au sein. De développement normal, sans passé pathologique.

Entré à l'Hôpital le 2 décembre 1901, pour Impétigo de la face, du cuir chevelu, et de la région axillaire droite.

Ne présente rien d'appréciable au point de vue extérieur. Réaction ganglionnaire sous maxillaire moyenne, un peu douloureuse. Tous les organes sont sains.

Examen de l'urine : Quantité à l'entrée : 680. Rien à y noter. L'Impétigo est traité avec des cataplasmes émollients, de l'eau d'Alibour diluée, et pâte à l'oxyde de zinc.

Les placards ne se modifient pas sensiblement, et le 5 décembre on note une extension du processus impétigineux, au cuir chevelu, aux aines, à la face antérieure de la poitrine. Bien que le régime soit toujours le même, ainsi que la quantité de boisson ingérée, le taux des urines tombe le 5, à 250 grammes, sans albumine. On ne trouve pas de fièvre, ni aucun trouble somatique.

On applique le traitement à tous les placards éruptifs.

Jusqu'au 10, la quantité d'urine reste au-dessous de 250 grammes. A ce moment, on note une amélioration de l'éruption. La quantité d'urine remonte à 650 sans albumine.

Le 15, l'éruption est en bonne voie de guérison, et bien

que le régime soit rigoureusement toujours le même, le taux des urines monte aux environs de 950 grammes et reste à ce taux.

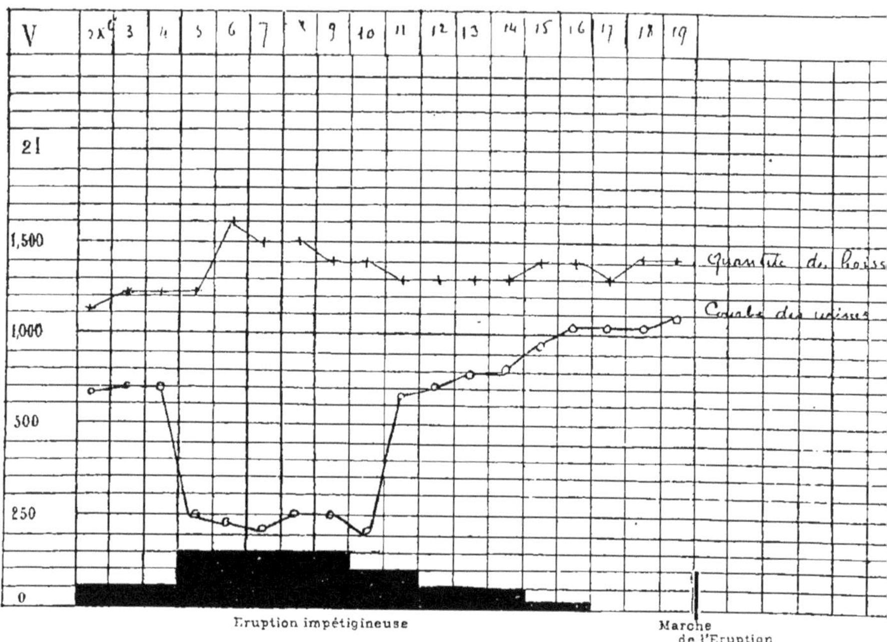

Les courbes que nous reproduisons ci-dessus mettent en évidence les phénomènes intéressants qui se sont produits au cours de cette éruption impétigineuse. On y voit que la quantité de boisson ingérée restant presque constante, le taux des urines tombe aux environs de 250 grammes, pendant que l'éruption atteint son maximum.

4° Rôle de l'Infection. — La peau en relation avec le milieu extérieur y est en contact avec tous les agents infectieux. De plus, l'action de ceux-ci en divers cas peut être favorisée par certaines conditions de la circulation, et de la nutrition cutanée.

— Ces diverses causes réunies donnent des *affections cutanées d'origine externe.* — Inversement, si l'infection existe dans la circulation générale, elle peut se localiser à la peau et donner des *affections cutanées d'origine interne.* Le premier mode d'infection nous intéresse seul ici.

La peau, comme le disent HUTINEL et LABBÉ, est un réservoir à agents pathogènes. Dès lors, on comprend que la moindre fissure puisse s'infecter, et que les conditions de flore et de virulence y aidant, l'Impétigo se manifeste.

Il est établi maintenant (travaux de CRŒKER, LEROUX, etc.) que le processus impétigineux est la résultante d'une infection streptococcique. Le streptocoque s'inocule donc dans une faille épidermique accidentelle, la vésicule d'Impétigo se constitue, claire d'abord, louche ensuite si le staphylocoque l'infecte. Dès lors, les germes se multiplient et sont entraînés rapidement dans les capillaires sanguins et lymphatiques. La pénétration par la voie sanguine doit être la plus rare, bien que WYSS et LESNÉ aient trouvé du streptocoque dans le sang de malades atteints d'Impétigo et de néphrite, et que nous-même en ayons relevé un cas, dans les observations de la clinique infantile que nous a confiées M. le Professeur CARRIÈRE (obs. XXVI).

Le vrai mode de pénétration des germes, la voie lymphatique, amène ces derniers dans les ganglions. L'adénopathie d'arrêt est constituée. — Cette barrière franchie, les agents microbiens, par le canal thoracique et la veine sous-clavière gagnent la circulation générale et le rein.

Action des microbes sur le rein. Leur présence dans les urines et dans les lésions impétigineuses. — Les recherches de PONFICK, LANGHERANS, WYSSOKOVITCH ont montré que des microbes injectés dans les veines se retrouvaient dans les urines. De même BIDL et KRAUS ont observé le passage du staphylocoque dans les urines.

Nous sommes donc autorisés à penser que les microbes arrivés dans le rein y manifestent leur présence non seulement par des phénomènes de réaction locale, mais qu'encore entraînés par l'urine, leur présence y devient décelable.

Nous voyons en effet que dans les observations où l'on a effectué la recherche bactériologique des agents pathogènes, cette recherche a toujours été positive.

AUCHÉ (obs. XV) a fait des ensemencements à l'aide des produits recueillis au niveau des lésions impétigineuses, et avec les urines recueillies aseptiquement. — Le liquide des vésicules impétigineuses donne des staphylocoques dorés, et des streptocoques pyogènes, à longues chaînettes ne troublant pas le bouillon. — L'ensemencement des urines donna sur gélose et dans les bouillons des cultures pures de streptocoques à longues chaînettes ne troublant pas le bouillon.

Dans les observations XXVI, XXVII, XXVIII,

XXIX, M. le Professeur CARRIÈRE a fait examiner également le contenu des vésicules et l'urine recueillie aseptiquement et a obtenu les résultats suivants :

OBSERVATIONS	CONTENU des VESICULES		URINE	
	Frottis	Culture	Frottis	Culture
XXVI	Streptocoques	Strepto-coques	Strepto-Colibacille	Strepto +Calibacille
XXVII	Strepto + Staphylo	Strepto + Staphylo	Strepto- + Staphylo	Strepto + Staphylo
XXVIII	—	—	d°	d°
XXIX	Strepto-coques	Strepto-coques	Strepto-coques	Strepto-coques

Donc, la recherche bactériologique a été effectuée cinq fois, et cette recherche a été cinq fois positive.

Impétigo infecté. — Nous aurions voulu rechercher si, dans les cas où le streptocoque a été trouvé associé au staphylocoque, c'est-à-dire dans des cas où l'infection de l'Impétigo était nettement établie, les manifestations se présentaient sous une forme plus grave.

Malheureusement l'analyse bactériologique n'a été effectuée que dans cinq observations. Trois seulement ont donné du staphylocoque associé au streptocoque. Et il s'est trouvé que ces 3 cas ne présentaient qu'une gravité relative, alors que d'autres observations où un tel examen avait été omis, concernaient des cas beaucoup plus sérieux.

Rôle des toxines. — Là ne se borne pas cependant le rôle des microbes. Localisés dans la vésicule impétigineuse, ils sont encore et surtout redoutables par les toxines qu'ils élaborent.

Nous voyons en effet que BARBIER et TOLLEMER, dans les néphrites diphtériques, ont constaté que le rein était stérile (ces lésions rénales étaient donc sous l'influence des toxines).

HENRIQUES et ROUX ont produit chez le singe le rein granuleux en injectant des cultures diphtériques filtrées.

CLAUDE, dans sa thèse (Essai sur les lésions du foie et du rein déterminées par certaines toxines, Paris 1897) a reproduit la glomérulo-néphrite aiguë avec des toxines diphtériques, par l'injection intraveineuse de toxines colibacillaires et par des toxines de streptocoques, seules ou associées à des toxines de staphylocoques.

CHARIN obtint des lésions épithéliales du rein avec albuminurie à l'aide de la toxine pyocyanique.

Telle est la théorie de l'infection qui est maintenant généralement admise pour expliquer les complications internes des affections cutanées. Mais est-elle le seul élément pathogénique de ces complications, ou doit-on lui attribuer seulement un rôle prédominant au milieu des autres causes que nous énumérons ?

5° Rôle de la durée de l'Impétigo. — Nous insisterons, avec raison, sur la nécessité de traiter rapidement et énergiquement les éruptions impétigineuses, quand nous aborderons le chapitre de la thérapeutique.

C'est qu'en effet toutes les complications rénales que nous avons relevées se sont produites au cours d'Impétigo dont les moins anciens remontaient à quinze jours, pour atteindre six mois dans d'autres cas.

A l'apparition de la néphrite, l'Impétigo datait de :

Quinze jours dans	. . . . . .	31.25 %	des cas.
Trois semaines »	. . . . . .	12.5 %	—
Un mois »	. . . . . .	12.5 %	—
Un mois 1/2 »	. . . . . .	25 %	—
Quatre mois »	. . . . . .	6.25 %	—
Six mois »	. . . . . .	12.5 %	—

Enfin, le tableau suivant, relatant le pourcentage de la durée totale des cas d'Impétigo compliqués de néphrite, montre que ces phénomènes ont été en général de peu de durée dès que l'Impétigo a été traité. Ce qui ressort du peu de différence existant entre la durée de l'Impétigo avant l'apparition de la complication rénale (complication qui a souvent seule motivé le traitement énergique de la dermatose) et la durée totale de cet Impétigo.

La durée de l'Impétigo a été de :

Quinze jours dans	. . . . . .	6.25 %	des cas.
Trois semaines »	. . . . . .	6.25 %	—
Un mois »	. . . . . .	31.25 %	—
Un mois 1/2 »	. . . . . .	6.25 %	—
Deux mois »	. . . . . .	31.25 %	—
Cinq mois »	. . . . . .	6.25 %	—
Sept mois »	. . . . . .	12.50 %	—

6° Influence des rechutes.— Nous terminerons enfin ce chapitre en signalant l'influence qu'ont les rechutes dans la production des néphrites impétigineuses. Il n'est pas rare, en effet, de voir une première poussée d'Impétigo laisser le rein intact, être suivie d'une seconde, ou la seconde d'une troisième qui, elle, s'accompagne de phénomènes assez graves.

Enfin, la néphrite déclarée peut s'amender en même temps que l'Impétigo, et présenter une recrudescence coïncidant avec une nouvelle poussée de l'infection cutanée.

L'observation n° XXI (Guiard) en est un exemple. Nous y voyons une fillette de 4 ans qui, le 2 mars, présente des phénomènes de néphrite impétigineuse. On soigne l'Impétigo, on traite la néphrite de telle sorte que le 18 mars l'enfant n'a plus d'albumine dans les urines et paraît guérie de son Impétigo. Or le 19 mars, l'enfant fait de la fièvre, fièvre causée par l'apparition d'un abcès rétro-auriculaire. On note la réapparition immédiate des phénomènes de néphrite. Et Guiard insiste sur « le balancement existant entre les différentes affections cutanées, et la présence d'une plus ou moins grande quantité d'albumine ».

Bien plus typique encore est l'observation XXVII (Pr Carrière) dans laquelle nous constatons une rechute causée par une nouvelle poussée d'Impétigo.

Il s'agit d'une enfant de 5 ans, ayant eu, quatre mois auparavant, une poussée d'Impétigo, qui, traitée à la consultation, a guéri rapidement sans que l'on ait constaté la présence d'albumine. Le 1er janvier, nouvelle poussée éruptive; le 5 janvier, on constate la présence de l'albumine avec cylindrurie granuleuse et épithéliale; la néphrite et l'Impétigo sont traités, de telle sorte que, le 21 janvier, l'éruption est guérie et que l'on ne trouve plus que des traces indosables d'albumine.

Mais le 29 janvier on constate l'apparition de trois nouveaux placards éruptifs. Le taux de l'albumine remonte à 1 gr. 75 avec cylindrurie et hématies.

On reprend le traitement, et le 5 février l'Impétigo est guéri. Le 10 février, on ne retrouve plus d'albumine dans l'urine.

CHAPITRE IV

ÉTUDE CLINIQUE

Les formes de néphrites que nous avons rencontrées dans les observations peuvent se ramener à deux types cliniques :

1° Type de la néphrite passagère, révélée seulement par la présence d'albumine. Ce type concerne les cas les plus bénins. C'est celui où les phénomènes se sont uniquement cantonnés dans le rein, qui n'est que légèrement touché.

Tel est le cas des observations nos III, V, VI, VIII, IX, X, XXXI, et peut-être aussi de beaucoup d'autres où la néphrite n'est qu'une surprise qui échappera à l'œil du praticien, s'il ne recherche pas l'albumine.

2° Type de la néphrite aiguë prolongée. — Ici les phénomènes sont plus bruyants, et plus graves : et les accidents peuvent se répartir comme suit par ordre de gravité :

α *cas avec albumine et œdème;*

β *cas avec albumine, œdème et symptômes cardiaques;*

γ *cas avec albumine et syndrome urémique.*

α *Cas avec albumine et œdème.* — Ces cas où la néphrite aiguë se signale simplement par de l'albuminurie, de l'œdème ou de l'anasarque, se rencontrent dans les observations que nous avons eues sous les yeux, dans une proportion de 46,9 %.

Nous y voyons :

Œdème des membres inférieurs : obs. XII, XIV.

Œdème des membres inférieurs et supérieurs : obs. XIII, XV.

Œdème de la face : obs. IV, XI, XIV, XVI, XXV, XXVI, XXX, XXXII.

Anasarque : obs. VII, XII, XIII, XIV, XV, XVII, XVIII, XIX.

β *Albuminurie, œdème, symptômes cardiaques.* — Que penser de cette complication cardiaque, se surajoutant à la lésion rénale ? Il est probable que le rein est touché primitivement et que les accidents cardiaques font suite. Mais comment expliquer cette concomitance de phénomènes cardiaques et rénaux ?

L'infection est-elle due dans ces cas à des germes plus virulents ?

C'est ce que nous allons rechercher. Mais auparavant faisons remarquer que la néphrite scarlatineuse, également d'origine streptococcique, est aussi parfois suivie d'accidents suraigus du côté du cœur.

Nous avons trouvé sept cas de néphrite aiguë impétigineuse se compliquant de phénomènes cardiaques, soit une proportion de 21,8 %. Ces cas sont les suivants :

N° I + œdème + albuminurie massive.

N° II + œdème + albuminurie moyenne.

N° XX + œdème + albuminurie massive + oligurie.

N° XXI + œdème + albuminurie massive.

N° XXIV + anasarque + albuminurie massive + oligurie.

N° XXVIII + œdème + albuminurie moyenne + cylindrurie + staphylo. et streptococcurie.

N° XXIX + œdème + albuminurie moyenne + cylindrurie + streptococcurie.

Ce tableau montre que quand des complications cardiaques se révèlent, les accidents rénaux sont graves et accompagnés d'albuminurie massive, oligurie, cylindrurie. Qu'enfin les agents pathogènes s'y sont retrouvés dans les urines.

γ *Albuminurie et syndrome urémique.* — Nous arrivons ici à la manifestation la plus sérieuse de la néphrite impétigineuse.

Le syndrome urémique attire l'attention par des phénomènes de gravité variable. Et dans la néphrite impétigineuse qui, disons-le de suite, offre souvent un pronostic bénin, les symptômes d'urémie sont rarement au complet, et le plus souvent on n'en rencontre que quelques-uns, et même parfois un seul.

C'est ainsi que dans l'observation XXIII, qui relate cependant un cas d'urémie cérébrale suivi de mort, les symptômes signalés sont : *Diarrhée, oligurie, convulsions, dyspnée.* Le tableau suivant le démontre d'ailleurs :

	Observations :
Céphalalgie :	XI, XXII, XXVIII, XXIX.
Troubles de l'ouïe :	XXVIII.
Troubles de la vue :	XXVIII, XXIX.
Vomissements :	XI, XII, XIII, XIV, XXX, XXXII.
Diarrhée :	XIII.
Oligurie :	XXIII.
Crampes douloureuses :	XXVIII.
Convulsions :	XXIII, XXIV.
Dyspnée :	XIV, XV, XXII, XXIII.
Hoquet :	XXXII.

Soit 12 cas où des symptômes d'urémie ont été signalés, proportion égale à 37,5 %.

Résultats de l'examen des urines. — Nous terminerons enfin cette étude clinique en passant en revue les résultats obtenus par l'examen des urines, et de leur culot de centrifugation.

Nous avons réuni ces données dans un tableau qui figure ci-contre. — Nous n'établissons pas le pourcentage des éléments qui y figurent, car, le plus souvent, les analyses ont été incomplètes et les calculs porteraient sur un trop petit nombre de cas pour donner une moyenne acceptable. Ces réserves faites, nous allons cependant essayer de tirer de l'étude de nos observations les plus complètes quelques renseignements sur la variation des composants de l'urine dans le cours de la néphrite impétigineuse.

Observations	Volume en 24 h.	Densité	Réaction	Urée	Acide urique	Phosphates	Chlorures	Albumine	Cylindrurie	Hématies	Leucocyturie	Bactériolog[ie]
1	—		—	—	—	—	—	Présence considérable	—	—	—	
2	—	—	—	—	—	—	—	do	—	—	—	
3	—	—	—	—	—	—	—	Présence	—		—	
4	—	—	—	—	—	—	—	Présence	—	—	—	
5	—	—	—	—	—	—	—	Présence	—	—	—	
6	—	—	—	—	—	—	—	Présence	—	—	—	
7	—	—	—	—	—	—	—	Présence	Présence	—	—	
8	—	—	—	—	—	—	—	Présence considérable	C. hyalins C. épithéliaux	—	Leucocytes	
9	3.350	1.808	—	18	—	1.55	—	1 003 p. L 3.362 en 24 h.	—	Hématurie	—	
10	—	—	—	—	—	—	—	Présence considérable	C. granuleux C. épithéliaux	Hématies	—	
11	—	1.025	Acide	14 91	0.271	—	—	0.621	C. hématiques	Hématies	—	
12	400	—	—	—	—	—	—	4 gr.	C. hyalins C. granuleux	—	—	
13	—	—	—	—	—	—	—	0.50	—	—	—	
14	—	—	—	—	—	—	—	1 gr.	—	—	—	
15	—	—	—	—	—	—	—	Présence	C. épithéliaux	Hématies	Leucocytes	Streptocoq[ue]
16	—	—	—	—	—	—	—	1 gr	—	—	—	—
17	—	—	—	—	—	—	—	Présence	—	—	—	—
18	—	—	—	—	—	—	—	3.40	Cylindres	Hématies	—	—
19	250	1.023	—	23.50	—	2.06	13	1.60	C. épithéliaux	Hématies	Leucocytes	*Présen[ce] de phé[...]*
20	—	—	—	—	—	—	—	2	—	—	—	—
21	—	—	—	—	—	—	—	3.50	—	—	—	—
22	—	—	—	—	—	—	—	Présence	—	—	—	—
23	—	—	—	—	—	—	—	Présence considérable	Cylindres	Hématies	—	—
24	—	—	—	—	—	—	—	do	—	—	—	—
25	—	—	—	—	—	—	—	4.50	Cylindres	Hématies	Leucocytes	—
26	—	—	—	8 ‰	—	—	0.50 ‰	2.20 ‰	C. leucocytaires C. épithéliaux C. granuleux	Hématies	Leucocytes	Streptocoq[ue]
27	300	—	—	8 en 24 h.	—	—	1 gr. en 24 h.	1.25 en 24 h.	C. épithéliaux C. granuleux	Hématies	—	Streptocoqu[e] Staphylocoq[ue]
28	500	—	—	7 en 24 h.	—	—	2 20 en 24 h.	2 gr.	C. épithéliaux	—	—	Streptocoqu[e] Staphylocoq[ue]
29	600	—	—	5 gr.	—	—	1 gr.	2 75	C. épithéliaux C. leucocytaires	—	—	Streptocoqu[e]
30	1.000	1.012	Acide	14.76	0.48	1.57	2.80	0.50	C. hyalins	—	—	—
31	1.000	—	—	13.68	0.58	1 50	3.01	0.90	C. hyalins	—	—	—
32	350	—	—	6 20	0.10	0.80	1.80	1.20	C. épithéliaux C. granuleux	Hématies	—	Streptocoqu[e]
	Volume	Densité	Réaction	Urée	Acide urique	Phosphates	Chlorures	Albumine	Cylindrurie (Examen du dépôt)	Hématies (Examen du dépôt)	Leucocyturie	

Taux des urines. — Dans les observations où on en parle nous constatons manifestement une diminution de ce volume. Sur neuf observations où ce volume est noté, six fois le volume est au-dessous de 600 gr.

Taux de l'urée. — Sur dix observations où il est noté, cinq fois ce taux est supérieur à 10 gr., quatre fois il est inférieur à la normale, une fois seulement il est normal.

Nous en concluons donc que le taux de l'urée est diminué.

Taux de l'acide urique. — Les renseignements fournis par le dosage de l'acide urique sont très peu nombreux et très variables. Il n'est pas possible d'en tirer de conclusions.

Taux des phosphates. — Le taux des phosphates est normal.

Taux des chlorures. — Sur huit cas, où sont consignés les dosages des chlorures, sept fois il y avait hypochlorurie très marquée. — La rétention chlorurée semble donc être manifeste, dans cette néphrite de l'Impétigo, comme dans la plupart des néphrites aiguës.

Taux de l'albumine. — Il n'y a que dix-sept cas où des dosages aient été pratiqués; dans les douze autres cas, on se contente de noter présence ou présence considérable d'albumine. — Mais, en somme, il semble qu'en général le taux de l'albumine ne soit pas très élevé dans la néphrite impétigineuse.

Sept fois il y avait 1 gr. et moins de 1 gr. d'albumine; quatre fois entre 1 et 2 gr.; six fois plus de 2 gr.

Cylindres. — Ont été proportionnellement très souvent recherchés (dix-sept fois).

Dix fois il s'agit de cylindres épithéliaux;

Deux fois, de cylindres leucocytaires;

Cinq fois, de cylindres granuleux;

Une seule fois, de cylindres hématiques.

Ce sont ces permières variétés que l'on rencontre au début de la néphrite impétigineuse.

Dans les cas plus anciens, ce sont des cylindres hyalins que nous trouvons signalés quatre fois.

Très souvent les différentes variétés de cylindres se trouvent associées dans une même urine.

En général, les cylindres disparaissent bien avant l'albumine.

Hématies. — Dans onze cas on a trouvé des hématies. Dans cinq cas, de la leucocyturie.

Enfin, fait plus intéressant et qui est antérieurement signalé dans une observation d'AUCHÉ, on a trouvé dans les urines, dans les frottis et les cultures d'urine recueillie aseptiquement dans la vessie, la présence de streptocoques. Constatation importante au point de vue pathogénique, et qui peut nous pousser à conclure que le passage du streptocoque dans le filtre rénal n'est pas étranger à la production de la néphrite.

CHAPITRE V

ANATOMIE PATHOLOGIQUE

Les néphrites impétigineuses n'entraînant que rarement la mort des sujets qui en sont atteints, les renseignements fournis à l'anatomie pathologique par les rares autopsies effectuées sont forcément incomplets. Nous avons réuni ci-dessous des renseignements dans l'ordre chronologique où nous les trouvons :

En 1879, SALVIOLI (1) a examiné les reins d'un individu mort de néphrite aiguë au cours d'un eczéma impétigineux :

« Ils ont l'aspect de glomérulo-néphrite décrite dans » la scarlatine par KLEBS. Volume augmenté ; capsule » s'arrachant difficilement, surface lisse, substance corti- » cale un peu congestionnée. — A la coupe, glomérules » gonflés, privés de sang. — Aux réseaux vasculaires, » rien à noter, mais dans leur région, il y a un tissu » conjonctif jeune et une accumulation considérable de

(1) SALVIOLI. *Arch. de Virchow Hirsch.*, 1879, p. 186. Glonerulo nefrite consecutiva ad ecz. impetigio.

» cellules rondes, petites (globules blancs) entre les
» vaisseaux du glomérule de Bowmann.

» Dans la lumière des canalicules urinaires, substance
» hyaline, globules blancs autour des vaisseaux du rein ».

En 1891, Felici (1) fit l'autopsie d'une fillette de 12 ans atteinte d'une néphrite parenchimateuse.

Celoni, en 1893 (2), vit un cas de néphrite parenchimateuse suivi de mort, au cours d'un Impétigo.

En 1905, Lesné (3), autopsie un enfant de 6 mois mort porteur de lésions impétigineuses, avec albumine ; il trouva des lésions de néphrite prédominant dans le labyrinthe et atteignant surtout les tubes contournés et la branche descendante de Henle.

Enfin, la longue observation de Guinon et Pater (n° XIV) qui cite le cas d'un sujet mort de néphrite et de broncho-pneumonie :

Le 9 (37 heures après la mort). Pas d'adhérences pleurales, pas de liquide dans les plèvres. Congestion intense des deux poumons, un peu d'œdème, un peu de broncho-pneumonie à la base droite. Pas de tuberculose. Ganglions du hile peu développés, inflammation non tuberculeuse.

Cœur d'aspect normal, rempli de caillots mous, poids 85 gr. Foie volumineux, pesant 640 gr., de coloration violacée, périhépatite légère. A la coupe, congestion intense; le foie est gorgé de sang ; par endroit, dans les deux lobes, aspect de foie muscade, et cela surtout au voisinage de la périphérie de l'organe. Quelques taches pâles, comme cela se voit dans les foies infectieux.

(1) Félici. *Arch. Ital. di Pediatria*, 1891, 1892.

(2) Celoni. *Arch. Ital. di Pediatria*, 1893.

(3) Lesné. *Archiv. de méd. des enfants*, 1905.

Reins pesant 110 gr. pour les deux. Extrêmement pâles, la capsule se décortique très bien et laisse voir au-dessous d'elle un tissus blanchâtre sur lequel tranchent vivement de belles étoiles de VERHEYEN. La zone corticale paraît extrêmement mince, mais il est réellement impossible de distinguer les deux zones : corticale et médullaire, tant est uniforme la pâleur du tissu rénal. Sur ce fond incolore de toute la région labyrinthique, tranchent, en rose violacé, les pyramides de MALPIGHI. La rate pèse 75 gr. Volumineuse, très ferme, de coloration lie de vin, parsemée de taches blanchâtres, irrégulières, de toutes tailles. A la coupe, aspect bigarré avec zones violet foncé presque noires, surtout abondantes à la périphérie.

Capsules surrénales d'aspect normal. En aucun organe il n'y a de tuberculose.

Examen histologique. Poumons. — Lésions de bronchopneumonie ; noyaux disséminés, peu de fibrine, infiltration leucocytaire énorme, des conduits bronchiques. Pas de tuberculose. Pas de sclérose, pas d'œdème appréciable.

Foie. — Dilatation des capillaires hépatiques, infiltration des espaces portés par les cellules embryonnaires, formant une ébauche de petits abcés miliaires. Légères lésions de sclérose capillaire trabéculaire et par places capillaires distendus par des cellules embryonnaires à parois épaissies.

Rate. — Congestion notable ; pas de lésions notables; capsules surrénales congestionnées, nombreux vaissseaux gorgés de sang dans la substance centrale. Pas de lésions de l'écorce.

Reins. — Lésions de néphrite suraiguë, semblent évoluer vers la chronicité. Très légère atteinte des glomérules; quelques-uns sont un peu infiltrés de cellules rondes, et on y note une multiplication des noyaux de la capsule de Bowmann. Tubes à épithélium un peu bas, la plupart dilatés.

Élargissement notable du tissu interstitiel, et par places grosse infiltration de cellules embryonnaires.

Çà et là, l'épithélium des tubes est desquamé, la lumière est obstruée par les cellules venues de l'épithélium et des masses d'albumine coagulée. Beaucoup de ces cellules ont perdu leur noyau. Sclérose interstitielle interlobulaire, soit périglomérulaire; quelques capsules ayant trois et quatre rangées de cellules à noyaux fusiformes.

Comme on peut le voir, ces autopsies révèlent les mêmes lésions de néphrite suraiguë, avec présence de leucocytes témoignant d'une vive réaction diapédétique.

CHAPITRE VI

DIAGNOSTIC

Le diagnostic, dans la plupart des cas, est simple. — Des symptômes de néphrite se révélant au cours d'un Impétigo, il faut s'assurer si ces phénomènes sont en rapport avec l'Impétigo. On ne peut, en effet, affirmer l'existence d'une néphrite impétigineuse que si l'intégrité antérieure du rein a été prouvée d'une façon certaine. Et dans les cas où ces renseignements manquent, il est prudent de réserver le diagnostic.

Mais, quand à l'Impétigo se surajoutent d'autres facteurs étiologiques possibles, d'autres affections récentes, telles que angines, rhino-pharyngites, coryza muco-purulent; quand le malade vient de faire récemment une maladie infectieuse, une fièvre éruptive, capable d'engendrer des accidents rénaux, il sera, dans ces cas, difficile d'attribuer à leur véritable cause ces accidents, et le diagnostic deviendra délicat sinon impossible. Il nous faudra écarter une cause d'erreur importante : c'est l'action sur le rein de certains agents médicamenteux trop énergiques, employés à la légère, ou l'application trop prolongée de pansements antiseptiques.

Nous reviendrons sur ce sujet en traitant de la thérapeutique de ces affections et nous nous contenterons de faire ici, avec leurs auteurs, des réserves sur deux observations où l'agent thérapeutique pourrait être mis en cause.

Observation X (FONTANIÉ) où l'emploi prolongé de compresses d'eau d'Alibour diluée à 1/2 pourrait être pour quelque chose dans l'apparition d'une néphrite hémorragique.

Observation XIV (VILLATTE) où la mère appliqua pendant plusieurs jours des compresses d'eau phéniquée sur le cuir chevelu d'un enfant atteint d'Impétigo et où on constata le passage du phénol dans l'urine.

CHAPITRE VII

PRONOSTIC

En général, quand l'Impétigo guérit, la néphrite impétigineuse s'améliore progressivement, ou même souvent guérit également.

En effet, sur les 32 cas que nous avons rassemblés, nous voyons dix guérisons simultanées de l'Impétigo et de la néphrite. — Dans d'autres cas, nous voyons l'albumine persister huit ou dix jours (2 cas), quinze jours (6 cas), un mois (4 cas), deux mois (2 cas).

L'albuminurie ne semble s'être établie de façon définitive que dans deux cas.

Deux morts sont survenues.

Observation XIV (Guinon) due à une broncho-pneumonie;

Observation XXIV (Duvernay) avec Impétigo, néphrite aiguë, urémie cérébrale.

Ce qui nous donnerait un taux de mortalité s'élevant à 6,25 %. Taux qui semble élevé et qui devrait être établi sur un plus grand nombre de cas, pour être admis définitivement.

CHAPITRE VIII

THÉRAPEUTIQUE

D'après ce qui précède, un premier point s'impose de lui-même, c'est la nécessité absolue de traiter rapidement les lésions impétigineuses. En agissant de la sorte, on pourrait éviter aux sujets atteints d'Impétigo des complications dangereuses.

En effet, dans tous les cas de complications rénales que nous avons eus sous les yeux, nous voyons que l'Impétigo avait souvent une durée d'au moins quinze jours (6 cas) à l'apparition des phénomènes de néphrite, souvent de un mois (8 cas) parfois enfin de deux mois, de quatre mois, de six mois. — Dans de telles conditions, les agents pathogènes avaient tout leur temps pour vaincre la résistance de l'organisme et pour l'infecter profondément.

Nous envisagerons dans ce chapitre :

A. Le traitement de l'Impétigo.

B. Le traitement de la néphrite déclarée.

A. — Traitement de l'Impétigo.

1° Traitement local.

2° Traitement général.

1° *Traitement local* :

Il est un fait qu'il ne faut pas perdre de vue dans le traitement des placards impétigineux, c'est la rapidité avec laquelle certains agents thérapeutiques passent dans la circulation générale et touchent le rein.

De tels exemples ne sont pas rares, nous en avons signalé deux dans un chapitre précédent. — Le cas suivant, qui nous a été signalé par M. le Professeur Carrière, cas où, cependant, le revêtement cutané était intact, nous montre avec quelle prudence il faut employer les antiseptiques dans le pansement des lésions impétigineuses :

« Une fillette de 12 ans, qui avait une albuminurie » minime, orthostatique. Perdant ses cheveux, on » lui fit des frictions du cuir chevelu avec une lotion » à la teinture de cantharides. Elle fit brusquement, » en 48 heures, des accidents de néphrite aiguë, avec » anurie, et urémie convulsive, qui faillirent l'em- » porter ».

Dans ces conditions, nous croyons que quand les lésions seront très étendues, et les accidents menaçants, il sera bon de se conformer au traitement conseillé par Guinon : « Dans ces cas, n'employons aucun » antiseptique; utilisons seulement l'eau bouillie » ou stérilisée à l'autoclave et des tissus soigneuse-

» ment stérilisés, le pansement étant fait avec toutes » les précautions d'un pansement chirurgical ».

Ce traitement étant réservé à des cas qui, heureusement, sont des cas d'exception, dans d'autres moins graves, on pourra, si on se méfie des agents médicamenteux, se contenter de faire tomber les croûtes impétigineuses sous des cataplasmes émollients et isoler ensuite le tégument des infections extérieures, sous pansement à la pâte à l'oxyde de zinc.

Mais on assurera aux malades une guérison plus rapide en leur appliquant judicieusement un des traitements suivants :

M. le Professeur Charmeil, dans son service de Dermatologie à l'hôpital St-Sauveur, conseille de faire tomber les croûtes par des pansements humides pour mettre le streptocoque et le staphylocoque en contact avec les agents thérapeutiques. Puis de tamponner rapidement avec de l'eau d'Alibour coupée de son volume d'eau :

Eau d'Alibour

Eau camphrée saturée et filtrée. . . .	200 gr.
Sulfate de zinc.	7 gr.
Sulfate de cuivre.	3 gr.
Teinture de safran	0 gr. 20

Dans l'intervalle, appliquer soit une pommade, à l'huile de cade à 10/30, soit la pommade suivante :

POMMADE

Vaseline	30 gr.
Oxyde de zinc	5 gr.
Sulfate de cuivre.	0 gr. 20
Sulfate de zinc.	0 gr. 50

Dans le cas d'Impétigo parasitaire du cuir chevelu, employer la solution suivante, qui, par l'acide acétique dissout la chitine des lentes, par les antiseptiques tue les germes microbiens, et par l'alcool dissout les matières grasses :

SOLUTION

Acide acétique glacial.	4 gr.
Alcool à 90°	100 gr.
Eau distillée	100 gr.
Sulfate de zinc.	3 gr.
Sulfate de cuivre.	1 gr.
Bichlorure de mercure	0 gr. 30

M. le Professeur CARRIÈRE conseille, après avoir fait tomber les croûtes par un pansement émollient, de faire des applications prolongées d'eau d'Alibour à 1/5, ou d'eau oxygénée officinale à 1/2.— Puis de recouvrir les plaques éruptives par une pâte à l'oxyde de zinc.

2° *Traitement général de l'Impétigo* :

On pourra, dans certains cas, essayer de lutter contre l'infection par l'administration à l'intérieur de levure de bière, ou même de collargol quand l'Impétigo est infecté.

Il sera toujours bon de surveiller les émonctoires.

On activera le fonctionnement de la peau par des frictions ou des bains quand cela sera possible.

On désinfectera l'intestin soit par des prises de calomel à dose filée, soit de benzonaphtol.

On pourra activer le fonctionnement rénal par des diurétiques doux.

B. — Traitement de la néphrite déclarée.

1° Traitement. — Il se bornera le plus souvent à de la révulsion locale exercée avec prudence pour éviter qu'elle ne soit un appel possible pour l'Impétigo. Pour cette raison on emploiera exclusivement les ventouses simples, et on proscrira rigoureusement les sangsues, les ventouses scarifiées, les pointes de feu. En somme, tous les procédés qui peuvent servir de porte d'entrée à l'infection.

Pour ce qui est des médicaments, M. le professeur Carrière n'a jamais obtenu que des résultats illusoires par l'emploi des sels de strontium, et du tannin dans le traitement des néphrites.

Mais s'il s'agit d'une néphrite infectieuse, ce qui est le cas ici, on peut envisager l'emploi des antiseptiques rénaux tels que : l'urotropine = 0 gr. 05 par année d'âge et par jour, en 4 ou 5 prises, l'helmitol, le bleu de méthylène, un demi-centigramme par année d'âge et par jour.

En cas d'anurie, ne pas user de tisanes diurétiques, non plus que de la Digitale ou de la caféine qui irritent le rein, mais prescrire : lactose, 40 gr. par année d'âge et par jour; théobromine, 0 gr. 15 par année d'âge et par jour.

En cas d'hématurie, donner le chlorure de calcium, mais sans atteindre les doses massives.

Si on observe des vomissements, de la dyspnée, ou d'autres symptômes urémiques, on conseillera des inhalations d'éther, d'eau oxygénée; le lavement purgatif du codex.

Enfin, en cas d'asthénie cardiaque, on administrera la digitaline, mais à petites doses.

2° Régime. — Il importera de tenir l'enfant au repos complet. On veillera à son alimentation, et le régime de choix sera soit le régime déchloruré, soit surtout le régime lacté.

Sa durée. — Ce régime sera maintenu le plus longtemps possible; mais il importe de retenir que le régime lacté absolu donne dans certaines néphrites de mauvais résultats. Dans d'autres, après avoir donné pendant quelque temps une diminution dans le taux de l'albumine, on voit ce dernier rester stationnaire.

Dans ces cas, il est bon de ne pas insister, et on verra l'amélioration se continuer par l'observation du régime végétarien déchloruré.

CONCLUSION

I.— *L'Impétigo peut se compliquer de néphrite.*— Il est donc tabli que l'Impétigo, quelle que soit sa variété, quelle que soit sa forme, sa localisation et son étendue, peut se compliquer de néphrite, qu'il soit infecté secondairement ou non.

II. —*Caractères de cette néphrite.* — Cette néphrite se produit de préférence chez les filles, à n'importe quel âge. — Elle prédomine chez les enfants à antécédents héréditaires chargés (65 % des cas), mais se rencontre également chez des enfants dont ces antécédents sont nets (35 % des cas). — Les maladies infectieuses de l'enfance peuvent y prédisposer, mais sont loin d'être une cause indispensable à sa production (40,6 % des cas concernent des enfants qui n'ont jamais été malades).

Cette complication s'observe surtout en hiver et en automne (64,5 % des cas), mais elle est loin d'être rare au printemps et en été (35,5 % des cas).

III.— La néphrite impétigineuse peut évoluer suivant différents types :

1° *Type de la néphrite passagère*, caractérisée seulement par la présence d'albumine dans les urines.

2° *Type de la néphrite aiguë prolongée* :

a) avec albumine et œdème;

b) avec albumine, œdème, symptômes cardiaques;

c) avec albumine et syndrome urémique.

Nous attirerons ici de nouveau l'attention sur le type de la néphrite passagère, où la néphrite est pour ainsi dire latente, ne se signalant pas par d'autre fait objectif que la présence d'albumine.

IV. — Pour ces motifs, il serait donc bon pour éviter des surprises, d'examiner systématiquement les urines des sujets atteints d'Impétigo.

V. — Le pronostic de cette néphrite est banal, et sa durée plus ou moins longue. — La guérison en est la terminaison habituelle. Mais n'oublions pas qu'elle a pu parfois être mortelle.

VI. — Enfin, son diagnostic est souvent facile. Il est cependant quelquefois impossible de rattacher la néphrite à l'Impétigo, lorsque celui-ci se développe chez un sujet qui présente une autre infection.

En résumé, dans tout Impétigo, surveiller le rein, s'efforcer de prévenir la production de la néphrite, et la combattre énergiquement sitôt qu'elle apparaît, et tant qu'elle persiste.

BIBLIOGRAPHIE

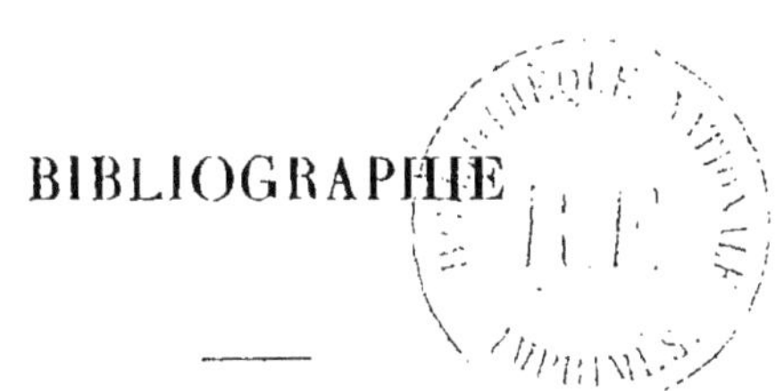

D'Astros. — Infections cutanées des nourrissons. *Archiv. de méd. des Enfants*, mars 1905.

Auché. — Albuminurie au cours de l'Impétigo et eczéma impétigineux des enfants. *J. de méd. Bordeaux*, 1907, 277-279.

Barthélemy et Dupeyrac. — Thèse, Paris, 1903.

Bezy. — Article sur l'Impétigo. *Midi Médical*, 1893.

Bienaimé-Dewojno. — Mort subite au cours de l'Impétigo. Thèse, Paris, 1907.

Boulloche et Grenet. — *Gaz. des Hôp.*, juin 1906.

Boyer. — De l'albuminurie liée aux affections cutanées. Thèse, Lyon, 1883.

Brocq. — Traité élémentaire de dermatologie pratique. T. I.

Canali. — *Archiv. Ital. de Pediatria*, 1891-1892.

Cazal. — Sur un cas de néphrite aiguë, consécutif à des lésions impétigineuses. *Archiv. de méd. des Enfants*, 1905.

Celoni. — Sopra un caso di nefrite parenchimatosa acuta

con esito letale, nel decorso di una impetigine. *Arch. Ital. d. Ped. Napoli*, 1893, 157-162.

CONCETTI. — *Arch. Ital. d. Ped.*, 1891-1892.

DECIO. — *Arch. Ital. d. Ped.*, 1891-1892.

DUVERNAY. - *Lyon médical*, avril 1909.

FÉLICI. — *Arch. Ital. d. Ped.*, 1891-1892.

FILIA. — Contributo alla studio, di nefriti post-impetiginose dell' infanzia. *Polyclin. Roma*, 1902.

FEULARD. — Pyodermite impétigineuse de la face, stomatite consécutive, adéno-phlegmon du cou, albuminurie. *Ann. d. dermal. et syph.*, Paris, 1895, 367-369.

FONTANIÉ. — Les hématuries rénales dans la néphrite chez chez les enfants. Thèse, Paris, 1903.

GUAITA. - *Arch. Ital. de Pédiatrie*, 1891-1892.

GUIARD. — De la néphrite, dans l'Impétigo chez l'enfant. Thèse, Paris, 1908.

GUINON et PATER. — Complications rénales au cours de l'Impétigo. *Bull. de la Société de Pédiatrie*, 1906.

HUDELOT. — Thèse, Paris, 1906.

HUTINEL. — *Journ. des Praticiens*, 1908.

MALHERBE. — *Gaz. Méd.*, Nantes, 1909.

MÜLLER. — Ein fall von nefritis bei impetigo contagiosa. *Jahrb. f. Kinderh.*, Leipz., 1890, 64-66.

NAGEOTTE-WILBONCHIWITCH. *Bull. Soc. de Pédiatrie*, 1906.

RIGOLI. — *Archiv. Ital. Péd.*, 1891-1892.

ROUSSEL. *Loire médicale*, 1895.

SAINT-PHILIPPE. *Archiv. cliniques de Bordeaux*, 1892.

SALVIOLI. — *Archiv. de Wirchow.*, 1879.

SAURAIN. — Complications internes de quelques dermatoses. Thèse, Paris, 1897.

SIRUGUES. — Impétigo de la tête et ses complications. Thèse, Paris, 1881.

VILLATE. — Etude des complications rénales dans l'Impétigo. Thèse, Bordeaux, 1907.

LILLE. — IMPRIMERIE LE BIGOT FRÈRES

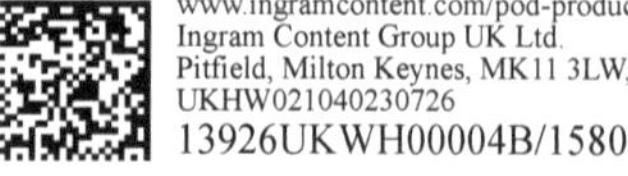

www.ingramcontent.com/pod-product-compliance
Ingram Content Group UK Ltd.
Pitfield, Milton Keynes, MK11 3LW, UK
UKHW021040230726
13926UKWH00004B/1580